妇产科护理实训指导

（供助产、护理专业使用）

主　编　赵风霞　徐小萍

副主编　梅一宁　陈　莺　姚慧娇
　　　　杨　晶　苏晓敏

主　审　徐小萍　梅一宁

U0312079

浙江大学出版社
ZHEJIANG UNIVERSITY PRESS

本教材是遵循助产、护理专业人才的培养目标，根据助产士、妇产科护士的工作岗位及完成任务必须具备的岗位职业能力而编写的教材。本教材主要内容包括：

1. 上篇（产科护理）：包括骨盆外测量、孕妇腹部检查、胎动计数、孕期运动指导、产程中肛查及阴道检查、产包的准备、临产外阴清洁消毒、临产产包使用、接产（自然分娩）、新生儿脐带结扎、会阴切开缝合术、胎头吸引术、产钳术、臀位助产术、新生儿窒息复苏、新生儿体格检查、新生儿沐浴、新生儿抚触、产后外阴清洁消毒、产后会阴湿热敷、产后会阴冷敷、母乳喂养指导、产后异常乳头纠正、产后乳胀护理等 24 个实训项目。

2. 下篇（妇科护理）：包括妇科检查、白带检查、阴道后穹隆穿刺术护理、阴道镜检查护理、宫颈黏液检查、宫颈脱落细胞检查、宫颈活检护理、输卵管通液术护理、诊断性刮宫术护理、阴道灌洗、阴道擦洗、阴道或宫颈上药、盆底功能锻炼指导、宫内节育器放置术护理、宫内节育器取出术护理、人工流产——负压吸引术护理、中孕引产护理、输卵管结扎术护理等 18 个实训项目。

本教材编写涉及助产、护理专业产科护理、妇科护理岗位方面的技术操作项目，项目较全，教材的整体性较强；本教材岗位能力训练项目的编写包括实训目的、实训时间、实训方式、实训准备、实训步骤、注意事项等，教材的实用性较强；教材的每一实训项目后附有练习题及参考答案，教材的针对性较强。

本教材是助产、护理专业核心能力培养的重要组成部分，是培养在校助产、护理专业学生岗位职业能力不可或缺的教材，也是临床低年资助产士、护士实用的学习书籍，同样也是临床高年资助产士、护士重要的参考用书。

本书编写人员名单

主　　编　赵风霞　徐小萍

副 主 编　梅一宁　陈　莺　姚慧娇　杨　晶　苏晓敏

主　　审　徐小萍　梅一宁

编　　委　（以姓氏笔画为序）

　　　　　王　华（浙江大学明州医院）

　　　　　王　萍（宁波市妇女儿童医院）

　　　　　苏晓敏（宁波卫生职业技术学院）

　　　　　杨　晶（宁波卫生职业技术学院）

　　　　　陈　莺（宁波卫生职业技术学院）

　　　　　赵风霞（宁波卫生职业技术学院）

　　　　　姚慧娇（宁波卫生职业技术学院）

　　　　　钱苗红（宁波市妇女儿童医院）

　　　　　徐小萍（宁波卫生职业技术学院）

　　　　　梅一宁（宁波卫生职业技术学院）

　　　　　董郑佳（宁波市妇女儿童医院）

前　　言

《妇产科护理实训指导》是助产、护理专业人才职业能力培养的核心教材。

本教材在编写上具有以下特色：

1. 突破原有实训教材设置中助产士、护士工作岗位护理内容体现不明确的局面，根据工作岗位的不同将护理内容分为产科护理篇和妇科护理篇，使工作岗位的护理内容更加清晰。

2. 将工作岗位的护理对助产士和护士能力的不同要求体现在培养能力的不同教学课时数、技术细节、是否考核及考核难度上，使岗位职业能力的培养更加突出。

3. 本教材内容的编写增加了一些近年新兴的实训项目，如产科护理篇增加了新生儿窒息复苏、胎动计数、孕期运动指导、产后会阴冷敷、产后异常乳头纠正、产后乳胀护理等内容；妇科护理篇增加了盆底功能锻炼指导、宫颈脱落细胞学检查（TCT）等内容。

4. 每个实训项目的编写均有实训目的、实训时间、实训方式、实训准备、实训步骤、注意事项，每一实训项目后附有练习题及参考答案。在培养学生岗位能力的过程中，有明确的目的、时间、方式和步骤。实训后，学生还可利用练习题自行检验，体现了教材对岗位能力培养的针对性和对职业能力培养的实用性。

5. 本教材编写根据助产、护理专业人才培养目标、规格，参照国家护士执业考试标准，强化岗位能力理论知识与实践相结合。

6. 本教材编写突出主要技术训练内容，编写精练。

本教材在编写内容、格式、排版等方面难免有不妥之处，希望使用本教材的老师、学生及同道们提出宝贵意见，如在应用中发现问题，给予指正。

赵风霞

2016 年 5 月 1 日

目　　录

上篇　产科护理

一、骨盆外测量

【实训目的】
1. 掌握骨盆外测量各条径线的检查方法及其正常值。
2. 能判断所测骨盆有无异常。
3. 能分析骨盆对分娩的影响。
4. 养成操作认真、负责的态度,树立对孕妇人文关怀的理念。

【实训时间】
护理专业2学时。助产专业8学时(操作及考核)。

【实训方式】
教师示教后,学生分2~4人一组,在教师指导下,同学之间相互测量练习,同时多媒体循环播放这一操作的真实情景录像片,操作后学生记录检查结果并书写实训报告。

【实训准备】
1. 操作者准备 操作者衣帽着装整洁;检查测量器是否完好、刻度是否准确;向孕妇说明检查的重要性,取得孕妇配合;注意保护孕妇隐私,注意环境温度;操作前洗手,站立于孕妇右侧。

2. 孕妇准备 孕妇排空膀胱,平卧位,两腿伸直,下腹、大腿上部裸露充分。

3. 物品准备 骨盆外测量器、坐骨结节测量器(TO尺)、孕妇保健卡(产前检查记录单)。

【实训步骤】
1. 测髂棘间径 先用两手指触摸到两侧髂前上棘外缘,持骨盆测量器两端固定在测量点上测量,看清测量器上刻度数值(图1-1-1)。

2. 测髂嵴间径 测量两髂嵴外缘最宽距离。

方法1:孕妇同上体位,检查者持骨盆测量器两端在孕妇两髂嵴外缘测量3次,取最大值(图1-1-2)。

方法2:孕妇同上体位,检查者持骨盆测量器两端在孕妇两髂嵴外缘滑动,边滑动边看测量尺上的数值,取最大值。

3. 测骶耻外径 孕妇左侧卧位,背向检查者,左腿屈曲,右腿伸直。检查者将测量器两端分别置于耻骨联合上缘中点外缘和第五腰椎棘突下(即腰骶部米氏菱形窝上角或髂嵴最高点后连线中点下1~1.5cm处),轻轻按压,测得数值(图1-1-3)。

4. 测坐骨结节间径(出口横径) 孕妇取仰卧位,两腿弯曲,双手抱双膝,使双腿贴近腹部,充分暴露臀部。检查者将测量器两端分别置于两坐骨结节前端内缘,查看测量尺上其间距离(图1-1-4)。

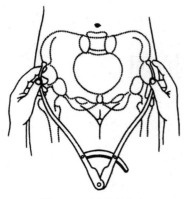

图 1-1-1　测髂棘间径

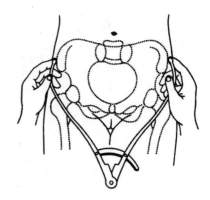

图 1-1-2　测髂嵴间径

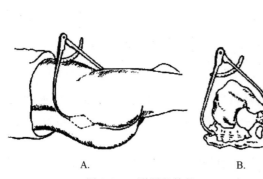

A.　　　　　　B.

图 1-1-3　测骶耻外径

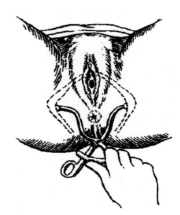

图 1-1-4　测坐骨结节间径

5. 测耻骨弓角度　孕妇体位同上,检查者两手拇指指尖斜对拢放置在耻骨联合下缘,左右拇指放置在耻骨降支上,正常值为 90°,小于 80°为不正常(图 1-1-5)。

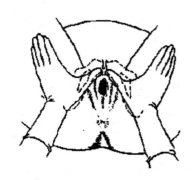

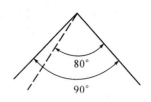

图 1-1-5　测耻骨弓角度

6. 协助孕妇整理衣裤,扶其坐起;整理床铺,用物归放原处。

7. 清洗双手;填写检查记录。

8. 向孕妇说明检查情况及应注意事项。

【注意事项】

1. 持器姿势正确,检查时卧位选择恰当。

2. 各条径线取点正确、规范,测量数据准确。

3. 操作台保持整洁。

4. 操作前测量器调整为零。

【练习题】

一、单项选择题

1. 关于骨盆平面,下列哪项正确　　　　　　　　　　　　　　　　（　　）

A. 入口平面横椭圆形　　　B. 出口为最小平面　　　C. 中骨平面＞出口平面

D. 出口平面由两个同平面三角形组成

E. 除出口外,各平面均呈横椭圆形

2. 请指出下列骨盆外测量值哪项异常　　　　　　　　　　　　　　（　　）

A. 髂棘间径 24cm　　　B. 髂嵴间径 27cm　　　C. 大转子间径 30cm

D. 骶耻外径 17cm　　　E. 坐骨结节间径 9cm

3. 骨盆外测量骶耻外径小于 18cm,应测量　　　　　　　　　　　　（　　）

A. 坐骨棘间径　　　　　B. 后矢状径　　　　　C. 对角径

D. 出口前后径　　　　　E. 耻骨弓角度

4. 初孕妇临近分娩,胎头仍浮动,其平面高于耻骨联合水平,表示为　（　　）

A. 正常胎位　　　　　　B. 跨耻征阴性　　　　C. 跨耻征阳性

D. 前不均倾　　　　　　E. 后不均倾

5. 中骨盆狭窄与下列哪项数据无关　　　　　　　　　　　　　　　（　　）

A. 坐骨棘间距　　　　　B. 坐骨结节间距　　　　C. 骶棘韧带宽度

D. 骶骨前凹度　　　　　E. 骨盆侧壁倾斜度

二、填空题

1. 骨盆外测量的主要径线有_____、_____、_____、_____、_____。

2. 正常妇女耻骨弓角度约_____度,可反映骨盆_____的宽度。

3. 如骨盆出口横径小于_____应测_____径。两者之和大于_____,一般足月胎头能通过产道。

4. 对角径是从_____至_____的距离,正常为_____cm。

5. 常见的异常骨盆有_____、_____、_____、_____及_____五类。

6. 扁平骨盆的主要特点是骨盆入口_____狭窄。妊娠晚期影响胎头_____而造成难产。

7. 漏斗型骨盆指_____及_____平面狭小,主要影响胎头内旋转易形成_____或_____,造成难产。

三、名词解释

1. 出口后矢状径

2. 均小骨盆

四、简答题

试述骨盆外测量径线的起止点。

【参考答案】

一、单项选择题

1．A 2．D 3．C 4．C 5．B

二、填空题

1．髂棘间径 髂嵴间径 骶耻外径 坐骨结节间径 耻骨弓角度

2．90 出口横径

3．8cm 后矢状 15cm

4．耻骨联合下缘 骶岬上缘中点 12.5～13

5．扁平骨盆 漏斗骨盆 横径狭窄骨盆 均小骨盆 畸形骨盆

6．前后径 入盆

7．中骨盆 出口 持续性枕横位 持续性枕后位

三、名词解释

1．骶骨尖端与坐骨结节间径中点的距离,正常值为8～9cm。

2．骨盆形态正常,但骨盆各径线均较正常值少2cm以上。

四、简答题

髂棘间径:两侧髂前上棘外缘的距离。

髂嵴间径:两侧髂嵴外缘的最宽距离。

骶耻外径:耻骨联合上缘中点和第五腰椎棘突下(即腰骶部米氏菱形窝上角)的距离。

坐骨结节间径(出口横径):两侧坐骨结节前端内缘间的距离。

(赵凤霞)

二、孕妇腹部检查

（腹部视诊，测量宫高、腹围，腹部四步触诊，胎心听诊）

【实训目的】

1. 掌握孕妇腹部检查方法。

2. 能判断胎儿发育、胎方位及胎心是否正常。

3. 能说出孕期腹部检查的目的和重要性。

4. 养成操作认真、负责的态度，树立对孕妇人文关怀的理念。

【实训时间】

护理专业 2 学时。助产专业 8 学时（操作及考核）。

【实训方式】

教师示教后，学生分 2～4 人一组，在教师指导下，在孕妇腹部检查模型上练习，同时多媒体循环播放这一操作的真实情景录像片，操作后学生记录检查结果并书写实训报告。

【实训准备】

1. 操作者准备　衣帽着装整洁；向孕妇说明检查的重要性，取得孕妇配合；注意保护孕妇隐私，注意环境温度；清洗双手，寒冷季节应先预热双手；站立于孕妇右侧。

2. 孕妇准备　排空膀胱；仰卧于检查床上，头部稍垫高，两腿屈曲向两侧分开，腹部充分袒露。

3. 物品准备　孕妇腹部检查模型、软尺、笔、胎心听诊器（听筒或超声多普勒胎心听诊仪）、医用超声耦合剂、秒表、孕妇保健卡。

【实训步骤】

1. 视诊　要求观察腹部外形、大小、腹壁妊娠纹、有无手术疤痕、静脉怒张、水肿等。

2. 测宫底高度、腹围　用双手触摸子宫底部，摸清宫底后，用软尺自耻骨联合上缘中点量至子宫底最高处距离（cm）（图 1-2-1），或采用手横指测量。再用软尺沿脐水平绕腹部一周（cm）（图 1-2-2）。

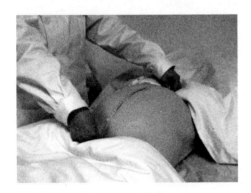

图 1-2-1　测量宫高

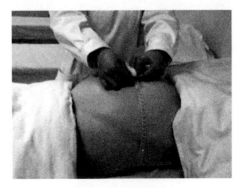

图 1-2-2　测量腹围

3. 触诊　嘱孕妇两腿屈曲，按四步触诊法进行。

第一步：检查者面向孕妇面部，两手指腹部置于子宫底部，了解子宫外形并测得宫底高度,估计胎儿大小与妊娠周数是否相符;在宫底稍下处,用双手指腹相对轻推,判断宫底部的胎儿部分(图1-2-3),若为胎头则硬而圆且有浮球感,若为胎臀则软而宽且形状略不规则。

第二步:检查者面向孕妇面部,两手掌指掌侧分别平放在孕妇腹部左右两侧,以一侧手固定,另一侧手轻轻深按检查,两手交替,从上至下仔细分辨胎背及胎儿四肢位置(图1-2-4)。平坦饱满者为胎背,并确定胎背向前、侧方或向后方;触及高低不平、大小不等、可变形的部分是胎儿肢体,有时感到胎儿肢体活动。根据触摸过程中胎体与子宫壁之间的水量,估计羊水量的多少。

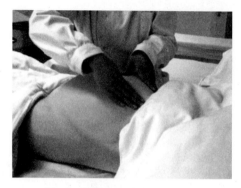
图1-2-3　腹部四步触诊第一步

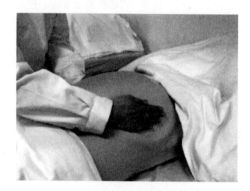
图1-2-4　腹部四步触诊第二步

第三步:检查者面向孕妇面部,右手拇指与其余四指分开,放在下腹耻骨联合上方,寻找胎儿的先露部,轻轻深按并触摸先露部,判断是胎头还是胎臀;右手拇指与食指握住胎儿先露部,左右轻轻推动,判断是否衔接(入盆)(图1-2-5)。若胎先露部仍可左右移动,表示尚未衔接(入盆)。若已衔接,则胎先露部不能被推动。

第四步:检查者面向孕妇足端,双手指腹分别置于胎先露部两侧,轻轻向骨盆入口方向向下深按,核实第三步判断是否正确(轻轻深按并触摸先露部,鉴别是胎头还是胎臀;左右轻轻推动先露部,判断是否衔接),并确定先露部入盆的程度(图1-2-6)。

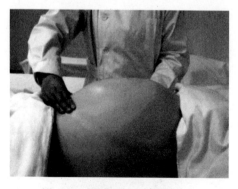
图1-2-5　腹部四步触诊第三步

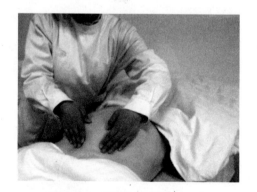
图1-2-6　腹部四步触诊第四步

4. 听诊　确定胎方位,胎心音在靠近胎背头侧的孕妇腹壁上听得最清楚。孕妇两腿放平、伸直,检查者持胎心听筒,放在孕妇腹壁胎心音最清楚的部位听诊,看表听诊1分钟,注意胎心音的强弱、节律、频率(图1-2-7)。枕先露时,胎心在脐右(左)下方;臀先露时,胎心在脐右(左)上方;肩先露时,胎心在靠近脐部下方听得最清楚。胎心音应注意与脐带杂音、子宫杂音、胎盘杂音、腹主动脉杂音等区别。

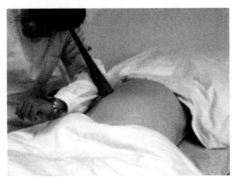

图 1-2-7 胎心听诊

5. 协助孕妇整理衣裤,扶其坐起,穿鞋。

6. 整理床铺,用物归放原处;向孕妇说明检查情况。

7. 清洗双手,填写检查记录和绘妊娠图,预约下次检查时间。

【注意事项】

1. 操作程序正确,孕妇体位选择适当。

2. 宫高测量方法及数据准确。

3. 胎方位及胎先露判断基本正确。

4. 胎心听诊部位选择及频率计数正确。

【练习题】

一、单项选择题

1. 妊娠 12 周末其宫底高度在　　　　　　　　　　　　　　　　　　　　　(　　)

A. 耻骨联合上 2～3 横指　　B. 脐耻之间　　　　C. 脐上一横指(耻上 20cm)

D. 脐下一横指(耻上 17cm)　E. 脐与剑突间(耻上 27cm)

2. 指出下列先露的指示点哪项错误　　　　　　　　　　　　　　　　　　　(　　)

A. 枕先露——枕骨　　　　B. 臀先露——髋骨　　　C. 肩先露——肩胛骨

D. 面先露——颏骨　　　　E. 以上都不是

3. 下述哪项属横产式　　　　　　　　　　　　　　　　　　　　　　　　　(　　)

A. 枕左横　　　　　　　　B. 骶右横　　　　　　　C. 颏左前

D. 肩右前　　　　　　　　E. 骶右前

4. 骶左前位腹壁听诊胎心音最清楚的部位在　　　　　　　　　　　　　　　(　　)

A. 左侧脐下方　　　　　　B. 左侧脐上方　　　　　C. 右侧脐下方

D. 右侧脐上方　　　　　　E. 脐部周围

5. 下述与胎心率一致的杂音是　　　　　　　　　　　　　　　　　　　　　(　　)

A. 子宫杂音　　　　　　　B. 胎动杂音　　　　　　C. 腹主动脉杂音

D. 脐带杂音　　　　　　　E. 以上都不是

二、填空题

1. 孕期腹部检查可以了解_____、_____、_____和_____。

2. 妊娠_____周可经孕妇腹壁听到胎心音,其正常频率为_____次/分。胎心听诊时,应与_____、_____、_____或_____相鉴别。

3. 妊娠_____周后,腹壁触诊可扪及胎体。妊娠_____周后,腹壁触诊对确定胎位有价值。

4. 诊断胎方位常用的检查方法有_____、_____、_____或_____。必要时可做_____辅助诊断。

5. 胎产式主要分_____和_____两种。胎先露常可分为_____、_____、_____及_____等。正常胎位指_____或_____位。

三、名词解释

1. 胎头入盆

2. 胎方位

3. 胎先露

四、简答题

阐述四步触诊检查的目的。

【参考答案】

一、单项选择题

1. A 2. B 3. D 4. B 5. D

二、填空题

1. 胎儿大小 胎方位 胎先露是否入盆 胎心

2. 18～20 110～160 子宫杂音 主动脉杂音 脐带杂音 胎动

3. 20 30

4. 腹部检查 胎心听诊 肛查 阴道检查 B超

5. 纵产式 横产式 头先露 臀先露 肩先露 复合先露 左枕前 右枕前

三、名词解释

1. 胎头的双顶径进入母体骨盆入口平面,胎头先露部的最低点接近或达到母体骨盆坐骨棘水平。

2. 胎儿先露部的指示点与母体骨盆的关系。

3. 最先进入母体骨盆入口的胎儿部分。

四、简答题

四步触诊检查的目的是:

第一步:分辨占据宫底是胎儿何部。

第二步:分辨胎背及胎儿四肢位置。

第三步:鉴别先露部是胎头还是胎臀;判断其是否衔接。

第四步:核实第三步的先露部判断是否正确,并确定其入盆的程度。

(赵凤霞)

三、胎动计数

【实训目的】

1. 掌握胎动计数方法及其正常值。

2. 能指导孕妇胎动计数方法。

3. 能判断胎动有无异常。

4. 养成操作认真、负责的态度,树立对孕妇人文关怀的理念。

【实训时间】

助产专业 1 学时。

【实训方式】

教师示教后,学生分 2～4 人一组,在教师指导下,学生在孕妇模型上练习,或者学生们相互扮演操作者和孕妇角色练习,实训课后学生记录检查结果并书写实训报告。

【实训准备】

1. 操作者准备 操作者衣帽着装整洁;向孕妇说明检查的重要性,取得孕妇配合;注意环境温度、湿度;操作前洗手,站立于孕妇右侧。

2. 孕妇准备 穿着宽松、舒适,取卧位或坐位,思想要集中、心情平静、愉快。

3. 物品准备 计数小物件(扣子或硬币等)若干,盛物品小盘 1 个,时钟,床(沙发或靠背椅),床头柜(茶几或小桌),记录用品(纸笔或数码产品)。

【实训步骤】

1. 物品放置 床头柜上放置盛物品小盘(内盛计数小物件)、时钟、记录用品。

2. 孕妇体位 孕妇取卧位或坐位,最好用左侧卧位的姿势(图 1-3-1)。

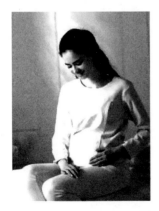 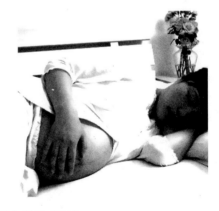

图 1-3-1 孕妇数胎动姿势

3. 数胎动方法 将孕妇手(单或双)放在腹部两侧;计开始时间;孕妇思想集中,感知胎动;胎动 1 次,将小物件放到盛物盘中 1 个,数胎动 1 小时;1 小时结束,统计小物件数,将胎动数记在纸上。

4. 胎动计算方法 每日早(8～9 点)、中(12～13 点)、晚(20～21 点)在固定时间内各数 1 小时,3 次相加乘以 4,即为 12 小时的胎动总数。

5. 扶孕妇坐起,整理床铺,用物归放原处。

6. 判断胎动是否正常:①正常胎动的判断:胎动的强弱和次数,个体差异很大。大致的规律是每小时不少于3～5次,每12小时胎动在30～40次以上。有的12小时多达100次以上。但只要胎动有规律、有节奏,每日变化次数不大,都说明胎儿发育是正常的。②异常胎动的判断:如果胎动次数跟平时的平均胎动次数相比,增减幅度超过50%,请立即到医院就诊;如果胎动连续3～4天明显偏离通常的胎动规律,建议咨询医生;如果12小时胎动小于10次立即到医院就诊。胎动消失是危险信号,应立即就诊,切不可延误,以免造成胎儿宫内死亡。

7. 清洗双手,填写检查记录。

8. 向孕妇说明检查情况及应注意事项。

【注意事项】

1. 检查时体位选择恰当,衣着宽松。

2. 避免漏计胎动数。

3. 胎动判断方法正确。

【练习题】

一、单项选择题

1. 关于胎动描述错误的是　　　　　　　　　　　　　　　　　　　　( )

A. 孕期胎动可有可无

B. 胎动直接关乎宝宝的神经系统发育

C. 胎动反映了胎儿在妈妈子宫内的安危状态

D. 胎动是子宫内生命存在的象征

E. 胎动使胎儿与母亲建立起紧密的亲情联系

2. 关于胎动计数错误的是　　　　　　　　　　　　　　　　　　　　( )

A. 4次/小时　　　　　　B. 3～5次/小时　　　　　C. 30～40次/12小时

D. 100次/24小时　　　　E. 以上均不正确

3. 关于胎动的种类错误的是　　　　　　　　　　　　　　　　　　　( )

A. 冲撞动作　　　　　　B. 蠕动　　　　　　　　　C. 扭动

D. 痉挛式的胎动　　　　E. 以上均不是

二、填空题

胎动的不同模式有_____、_____、_____、_____。

三、名词解释

胎动

四、简答题

简述指导孕妇数胎动的注意事项。

【参考答案】

一、选择题

1. A　2. E　3. E

二、填空题

全身性运动　肢体运动　下肢运动　胸壁运动

三、名词解释

所谓的胎动,就是胎儿在准妈妈肚子里的各种主动性活动,可能是局部性的运动,如呼吸、张嘴、手掌开合等,也可能是全身的运动,如翻滚、四肢伸展等。

四、简答题

指导孕妇数胎动的注意事项:

(1)注意计数正确。计数胎动时,孕妇最好用左侧卧位的姿势,环境要安静,思想要集中,心情要平静,避免漏计胎动数,以确保测量的数据准确。

(2)注意胎动规律。每天早、中、晚各数胎动1小时,并且每次时间要尽量固定,以保证规律性。胎动的强弱和次数,个体差异很大。有的12小时多达100次以上,有的30~40次。但只要胎动有规律、有节奏,变化曲线不大,都说明胎儿发育是正常的。

(3)注意正确判断胎动。如果在一段时间内,宝宝持续不断地动,那么整个过程算一次胎动,计数一次。如果每次动的时间间隔超过2~3分钟,那么就算是多次。

(赵凤霞)

四、孕期运动指导

【实训目的】

1. 掌握孕妇孕期运动(孕妇健身操)的方法与步骤。

2. 能指导孕妇进行孕期运动。

3. 能告知孕妇进行孕期运动的好处和注意事项。

4. 养成认真、负责的态度,树立对孕妇人文关怀的理念。

【实训时间】

助产专业 4 学时(操作及考核)。

【实训方式】

教师示教后,学生分 2～4 人一组,在教师指导下,同学之间相互进行孕妇健身操的指导练习,同时多媒体循环播放孕妇健身操的真实情景录像片,然后学生书写实训报告。

【实训准备】

1. 操作者准备　衣帽整洁,洗手;检查练习区域,确保没有可能划伤或绊倒孕妇的物品,保证地面不滑;保持室内光线充足,空气新鲜,室温保持在 22～24℃;评估孕妇,向孕妇解释产前运动的目的和过程,以取得配合。

2. 孕妇准备　衣着宽松,穿运动服或者瑜伽服。

3. 物品准备　硬板床 1 张、枕头 1 只、靠背的椅子 1 把、棉垫子或体操垫(瑜伽垫)1 块、音乐播放器。

【实训内容】

指导孕妇进行以下运动:

1. **腿部运动**　以手扶椅背,左腿固定,右腿做 360°水平转动,做后还原,换腿继续做(图 1-4-1)。

2. **腰部运动**　手扶椅背,慢慢吸气,同时手背用力,使身体重心集中于椅背上,脚尖立起使身体抬高,腰部伸直后使下腹部紧靠椅背,然后慢慢呼气的同时,手背放松,脚复原(图 1-4-2)。

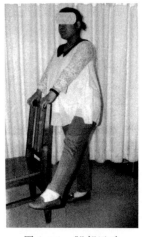

图 1-4-1　腿部运动

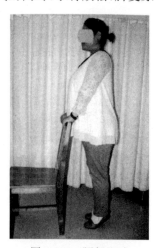

图 1-4-2　腰部运动

3. 盘腿坐式　平坐于垫子或床上,两小腿平行交接,一前一后,两膝远远分开,注意两小腿不可重叠(图1-4-3)。

4. 盘坐运动　平坐于垫子或床上,将两脚跟并拢、两膝分开,两手轻放于两膝上,然后用手臂力量,将膝盖慢慢压下,配合深呼吸运动,再把手放开,持续2~3分钟(图1-4-4)。

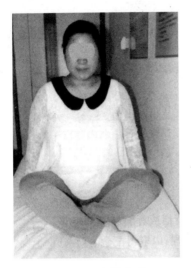
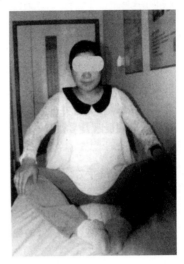

图1-4-3　盘腿坐式　　　　　　　　　　图1-4-4　盘坐运动

5. 骨盆与背摇摆运动　仰卧位,两腿屈曲,两腿分开与肩同宽,用足部和肩部的力量,将背部与臀部轻轻抬起,然后并拢双膝,收缩臀部肌肉,再分开双膝,将背部与臀部慢慢放下,重复运动3~5次(图1-4-5)。

6. 骨盆倾斜运动　双手和双膝支撑于垫子或床上,两手背沿肩部垂直,大腿沿臀部垂下,利用背部与腹部的缩摆进行运动。此项运动可以采用仰卧位或站立式进行(图1-4-6)。

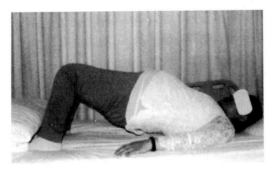
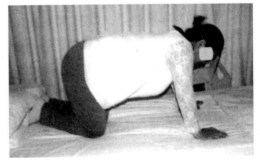

图1-4-5　骨盆与背摇摆运动　　　　　　图1-4-6　骨盆倾斜运动

7. 脊柱伸展运动　仰卧位,双手抱住双膝关节下缘使双膝弯曲,头部与上肢向前,使脊柱、背部至臀部肌肉弯曲呈"弓"字形,将头与下巴贴近胸部,然后放松,恢复到平卧姿势(图1-4-7)。

8. 双腿抬高运动　仰卧位,双腿垂直抬高,足部抵住墙,每次持续3~5分钟(图1-4-8)。

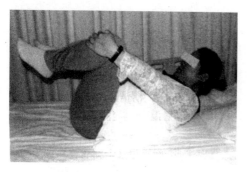

图 1-4-7　脊柱伸展运动

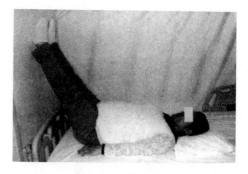

图 1-4-8　双腿抬高运动

【注意事项】

1. 不宜运动的人群：有流产、早产史、妊娠合并症及并发症（妊娠高血压病、多胎妊娠、羊水过多、阴道流血、腹痛）者。

2. 运动量适宜，不能过强。运动量以孕前的 70％～80％为宜。运动时心率不超过 120 次/分。

3. 运动前排空小便，做孕妇体操时宜赤脚，衣服要宽大，伴以轻松的音乐。

4. 运动时呼吸要均匀，不能屏气，动作不要过猛，应避免摔跤、过度疲劳。

5. 运动中及运动结束时应注意喝水，以补充水分。

6. 运动前或运动过程中如有不适，应放弃运动，不要勉强。

7. 避免饭前或饭后 1 小时内运动。

【练习题】

一、单项选择题

1. 孕期运动从什么时候开始 （　）

A. 孕 2 月　　　　　　B. 孕 3 月　　　　　　C. 孕 4 月

D. 孕 5 月　　　　　　E. 孕 6 月

2. 关于妊娠期运动的好处，正确的是 （　）

A. 促进机体的新陈代谢，改善全身的血液循环，增强呼吸功能

B. 增强肌肉的力量，有较好的体力及较强的盆底肌肉

C. 有助于消化，防止便秘和痔疮的发生

D. 可以调节孕妇的情绪，使精力充沛、心情良好

E. 以上都是

3. 以下关于妊娠期适宜的运动项目，哪项是错误的 （　）

A. 散步　　　　　　　B. 慢跑　　　　　　　C. 华尔兹

D. 滑雪　　　　　　　E. 孕妇健身操

4. 以下哪些情况不适合运动 （　）

A. 妊娠高血压病　　　B. 多胎妊娠　　　　　C. 阴道流血

D. 腹痛　　　　　　　E. 以上都是

二、填空题

1. 妊娠期孕妇健身操的步骤有 _____、_____、_____、_____、_____、_____、_____、_____。

2. 孕期户外活动能呼吸新鲜空气,多晒太阳使体内产生_____,提高身体对钙的吸收。

3. 妊娠期的运动量应适量减少,以孕前的_____为宜。

4. 妊娠期运动时心率增加,以不超过_____次/分为准。

三、简答题

孕期运动的注意事项有哪些?

【参考答案】

一、单项选择题

1. C　2. E　3. D　4. E

二、填空题

1. 腿部运动　腰部运动　盘腿坐式　盘坐运动　骨盆与背摇摆运动　骨盆倾斜运动　脊柱伸展运动　双腿抬高运动

2. 维生素 D

3. 70%～80%

4. 120

三、简答题

孕期运动的注意事项有以下几点:

(1) 不宜运动的人群:有流产、早产史、妊娠合并症及并发症(妊娠高血压病、多胎妊娠、羊水过多、阴道流血、腹痛)者。

(2) 运动量适宜,不能过强。运动量以孕前的 70%～80% 为宜。运动时心率不超过 120 次/分。

(3) 运动前排空小便,做孕妇体操时宜赤脚,衣服要宽大,伴以轻松的音乐。

(4) 运动时呼吸要均匀,不能屏气,动作不要过猛,应避免摔跤、过度疲劳。

(5) 运动中及运动结束时应注意喝水,以补充水分。

(6) 运动前或运动过程中如有不适,应放弃运动,不要勉强。

(7) 避免饭前或饭后 1 小时内运动。

(陈　莺)

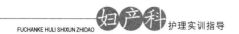
五、产程中肛查及阴道检查

（一）产程中阴道检查

【实训目的】

1. 掌握产程中阴道检查的目的及注意事项。

2. 掌握为产妇进行阴道检查的方法。

3. 能通过阴道检查判断胎位、产程进展及骨盆情况。

4. 养成操作认真、负责的态度，树立对孕产妇人文关怀的理念。

【实训时间】

助产专业 8 学时（操作及考核）。

【实训方式】

教师示教后，学生分 2～4 人一组，在教师指导下，在产妇产程观察模型上练习，同时多媒体循环播放这一操作的真实情景录像片，操作后学生记录检查结果并书写实训报告。

【实训准备】

1. 操作者准备 衣帽着装整洁，戴口罩；检查周围环境，注意环境温度，注意保护产妇隐私；协助产妇取检查卧位，并向产妇说明检查的重要性，取得产妇配合；清洗双手，站立于产妇右侧或两腿中间。

2. 产妇准备 排空膀胱；脱下右侧裤腿（或双侧裤腿），仰卧于检查床上，臀下垫臀垫；两腿屈曲分开，暴露外阴部。

3. 物品准备 产妇产程观察模型，有盖敷料缸（分别盛放 10% 肥皂水棉球、0.1% 苯扎溴铵消毒棉球、干棉球、干纱布），持物钳，无齿镊子（置于盛消毒溶液的泡桶内），冲洗壶（内盛温开水），便盆，消毒手套，无菌巾，产科检查记录单。

【实训步骤】

1. 先对产妇进行外阴清洁、消毒，铺巾。

2. 操作者右手戴消毒手套，涂润滑剂。

3. 操作者嘱产妇放松，右手食、中指缓缓伸入阴道先触及尾骨尖，了解其形状；向下按压尾骨尖，判断骶尾关节活动度；手指沿骶尾关节和骶骨向上触摸，判断骶骨弧度。

4. 操作者右手食、中指指尖向两侧触摸寻找坐骨棘，并判断其是否内突；手指在两侧坐骨棘间摆放，判断坐骨棘间径；手指置于骶棘韧带上横向移动，判断骶棘韧带（坐骨切迹）宽度，进一步判断中骨盆是否狭窄。

5. 操作者右手食、中指触及骨盆侧壁，并沿骨盆侧壁上下移动，判断其是否内收。

6. 操作者右手食、中指触及胎儿先露部（指先露部的骨质部分最低点），再触及坐骨棘，判断先露部的高低。

7. 操作者右手食、中指指尖向上触摸宫颈，判断宫颈口朝向及宫颈边缘的厚度、软硬度。

8. 操作者右手食、中指触摸宫颈外口内缘，判断宫口扩张程度及有无破膜。

9. 产妇胎膜已破膜，宫口开大到可触摸胎儿囟门及颅缝时，操作者右手食、中指通过触摸胎儿囟门及颅缝可判断胎方位。

10. 检查过程中触及搏动的条索状物,考虑脐带先露或脱垂,需立即处理。

11. 检查结束后,撤去已铺消毒巾,整理。

12. 操作者脱去手套,洗手。

13. 向产妇交代检查情况及注意事项。

14. 填写产科检查记录单(产程记录表、绘产程图)。

【注意事项】

1. 操作方法正确,操作程序规范。

2. 注意无菌观念。

3. 操作台整洁,污物处理恰当。

4. 操作认真细致、动作轻柔、无损伤。

5. 操作时态度和蔼,能主动与产妇交流,取得良好配合。

(二)产程中肛查

【实训目的】

1. 掌握肛查的目的及注意事项。

2. 掌握为产妇进行肛门检查的方法。

3. 能通过肛查初步判断胎位、产程进展及骨盆情况。

4. 养成操作认真、负责的态度,树立对孕产妇人文关怀的理念。

【实训时间】

助产专业8学时(操作及考核)。

【实训方式】

教师示教后,学生分2~4人一组,在教师指导下,在产妇产程观察模型上练习,同时多媒体循环播放这一操作的真实情景录像片,操作后学生记录检查结果并书写实训报告。

【实训准备】

1. 操作者准备　衣帽着装整洁,戴口罩;检查周围环境,注意环境温度,注意保护产妇隐私;协助产妇取检查卧位,并向产妇说明检查的重要性,取得产妇配合;清洗双手,站立于产妇右侧或两腿中间。

2. 产妇准备　排空膀胱;脱下右侧裤腿(或双侧裤腿),仰卧于检查床上,臀下垫臀垫;两腿屈曲分开,暴露外阴部。

3. 物品准备　产妇产程观察模型,清洁手套(或手套),臀垫,有盖敷料缸(分别盛有无菌纱布、润滑剂、0.1%苯扎溴铵消毒棉球),污物桶,便盆,产科检查记录单。

【实训步骤】

1. 先于产妇臀下垫臀垫。

2. 检查者右手戴清洁手套或右手食指戴指套,右手食指涂润滑剂。

3. 检查者左手拿无菌纱布,并用其遮盖产妇外阴,戴指套的食指轻轻按摩产妇肛门,同时嘱产妇哈气,使肛门松弛后,缓缓伸入直肠内进行指诊(图1-5-1)。

4. 操作者右手食指伸入直肠先触及尾骨尖,了解其形状;向下按压尾骨尖,判断骶尾关节活动度;手指沿骶尾关节和骶骨向上触摸,判断骶骨弧度。

5. 操作者右手食指指尖向两侧触摸寻找坐骨棘,并判断其是否内突;手指在两侧坐骨棘间摆放,判断坐骨棘间经;手指置于骶棘韧带上横向移动,判断骶棘韧带(坐骨切迹)宽度,进一步判断中骨盆是否狭窄。

6. 操作者右手食指触及骨盆侧壁,并沿骨盆侧壁上下移动,判断其是否内收。

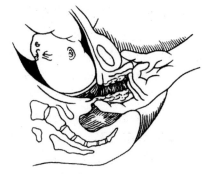

图 1-5-1　产前肛查

7. 操作者右手食指触及胎儿先露部(指先露部的骨质部分最低点),再触及坐骨棘,判断先露部的高低。

8. 操作者右手食指指尖向上触摸宫颈,判断宫颈口朝向及宫颈边缘的厚度、软硬度。

9. 操作者右手食指触摸宫颈外口内缘,判断宫口扩张程度及有无破膜。

10. 产妇胎膜已破膜,宫口开大到可触摸胎儿囟门及颅缝时,操作者右手食指通过触摸胎儿囟门及颅缝可判断胎方位。

11. 检查过程中触及条索状物,首先考虑脐带先露或脱垂,需立即行阴道检查以明确诊断。

12. 检查结束后,撤去已铺臀垫,整理。

13. 操作者脱去手套(或指套),洗手。

14. 向产妇交代检查情况及注意事项。

15. 填写产科检查记录单(产程记录表、绘产程图)。

【注意事项】

1. 操作方法正确,操作程序规范。

2. 宫颈口扩张、先露下降及盆腔情况等结果判断基本准确。

3. 注意无菌观念,无大便污染产道。

4. 检查次数不宜过多,有病理性出血时禁止肛查。

5. 操作台整洁,污物处理恰当。

6. 操作认真、细致,动作轻柔、无损伤。

7. 操作时态度和蔼,能主动与产妇交流,取得良好配合。

【练习题】

一、单项选择题

1. 判断胎头下降程度的标志是　　　　　　　　　　　　　　　　　　　(　　)

A. 骶岬　　　　　　　　　　B. 骶骨　　　　　　　　　　C. 坐骨棘

D. 坐骨结节　　　　　　　　E. 坐骨切迹

2. 胎头下降至"-1"表示颅骨最低点在　　　　　　　　　　　　　　　(　　)

A. 宫颈口下 1cm　　　　　　B. 坐骨棘水平上 1cm　　　　C. 坐骨棘水平下 1cm

D. 坐骨结节水平上 1cm　　　E. 坐骨结节水平下 1cm

3. 下述哪项不属于肛查范围　　　　　　　　　　　　　　　　　　　(　　)

A. 宫颈软硬、厚薄及扩张程度　　B. 先露高低　　　　　　　C. 骨盆腔大小

D. 胎先露及胎方位　　　　　　　E. 胎盘位置

4. 头先露触及矢状缝与骨盆左斜径一致,枕骨在骨盆右前方,其胎方位是　　　（　　）

A. 枕左前　　　　　　　B. 枕右前　　　　　　　C. 枕左后

D. 枕右后　　　　　　　E. 枕右横

二、填空题

1. 产科检查包括_____、_____、_____或_____检查。

2. 观察产程进展可按时做阴道或肛门检查,以了解_____及_____情况。

3. 临产时判断胎先露下降以_____为标志,其最低点达此平面为_____;达其上 1cm 为_____;达其下 2cm 以_____表示。

4. 临产初期宜_____小时查一次,凡有_____应禁做肛查。

5. 肛查时如为头先露,可触摸_____及_____位置判断胎位。

6. 记录宫口扩张程度是以_____或_____计算,宫口开全时直径为_____。

三、名词解释

1. 衔接

2. 胎头下降

3. 潜伏期

四、简答题

1. 简述肛查注意事项。

2. 简述阴道检查的内容。

3. 肛查遇有哪些情况应进一步做阴道检查以明确诊断?

【参考答案】

一、选择题

1. C　2. B　3. E　4. B

二、填空题

1. 腹部检查　骨盆测量　肛查　阴道检查

2. 宫颈扩张　胎先露下降

3. 坐骨棘水平　0　−1　+2

4. 2～4　病理性阴道出血

5. 颅缝　囟门

6. cm　手指　10cm

三、名词解释

1. 胎头的双顶径进入母体骨盆入口平面,胎头先露部的最低点接近或达到母体骨盆坐骨棘水平,又称入盆。

2. 胎头下降指胎头沿产轴下降,其下降呈间断性贯穿于分娩的全过程。

3. 潜伏期指从规律性的宫缩开始至宫口开大 3cm,一般需 8 小时,最大时限不超过 16 小时。

四、简答题

1. 肛查注意事项简述如下:①操作方法正确,操作程序规范。宫颈口扩张、先露下降及盆腔情况等结果判断基本准确。②注意无菌观念,无大便污染产道。③检查次数不宜过多,有病理性出血时禁止肛查。④操作台整洁,污物处理恰当。⑤操作认真细致,动作轻柔、无

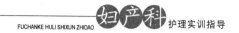

损伤。操作时态度和蔼,能主动与产妇交流,取得良好配合。

2. 阴道检查的内容包括:骨盆的大小及形态,宫颈口的朝向、软硬、厚薄、开大,胎先露、胎先露高低,是否破膜,胎方位,有无脐带脱垂。

3. 有下列情况应进一步做阴道检查以明确诊断:疑有脐带脱垂;肛查不清,胎位不正;异常阴道流血;拟定分娩方案;等等。

(赵凤霞)

六、产包的准备

【实训目的】

1. 掌握产包的内容物。

2. 完成产包内容物的折叠、安放及包扎。

3. 养成操作认真、负责的态度。

【实训时间】

助产专业 1 学时。

【实训方式】

教师示教后,学生分 2～4 人一组,在教师指导下练习,同时多媒体循环播放这一操作的真实情景录像片,操作后学生书写实训报告。

【实训准备】

1. 操作者准备　操作者衣帽着装整洁;注意环境整洁,整理并清洁操作台;操作前洗手。

2. 物品准备　①布类:双层外大包布 1 块(一侧角有系带)、双层内大包布 1 块、消毒巾 5 块、手术衣 1 件、双层中单 1 块、腿套 1 双。②器械类:止血钳 3 把、脐带剪 1 把、弯盘 2 只、储血盆 1 个、尺子 1 把。③敷料类:纱布块 8～10 块、会阴垫 1 块、碘附棉球若干、脐带卷 1 副(内含 16cm 长脐带结扎棉线 2 根、棉签 2 根、开口纱布及纱布各 1 块、脐绷带 1 条)。对需气门芯胶管结扎者,另备制备好的带线气门芯胶管(浸泡于盛 75% 乙醇或 0.1% 苯扎溴铵溶液的器皿中)。

【实训步骤】

1. 折叠布类物品

(1) 接生衣:衣服正面朝上,铺平于操作台上。两腰带并一起,打活结,置于前方。将两袖及两后片均置于前胸,纵形折叠放平。再将衣服下摆向领口处横折两次,呈四方形。

(2) 双层中单及消毒巾:每条均先扇形纵向双折,然后再扇形横向折,形成光边向外的长方形,最外层向上折一角。

(3) 袜套:从开口处向脚尖部卷折。

2. 物品放置

(1) 铺平外包布,有系带的斜角朝上,再铺平内包布。

(2) 物品按使用顺序,自下而上排放。

(3) 放化学指示剂。

3. 包扎

(1) 将物品置于内包布中间,先将一侧包布内角盖过物品,并翻折一小角,而后折盖左右两侧角(角尖端向外翻折),最后将对侧的包布角盖上,包紧。

(2) 同法将外包布包紧,系带呈十字形扎紧或将外包布粘牢。

4. 标记

在包外做好标签,填写物品名称、灭菌日期、失效日期,打包人和核对人双签名;贴化学指示胶带(标签)(图 1-6-1)。

5. 将包放于待消毒区域,整理操作台。

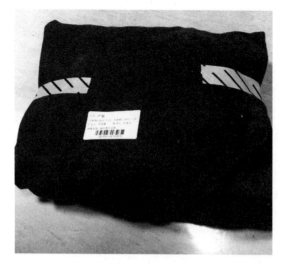

图 1-6-1　产包

【注意事项】

1. 物品准备齐全;衣物折叠平整、对称、符合要求;放置平整、顺序正确。

2. 包扎松紧适中,四角折叠平整、对称。

3. 操作时认真、仔细,动作熟练,稳、捷、有序。

4. 标记清楚,放置、填写正确。

【测试题】

一、单项选择题

1. 关于产包内外的化学指示剂,下列哪项错误　　　　　　　　　　　　　　　(　　)

A. 化学指示剂是作为消毒灭菌的标记

B. 包内的化学指示剂是用来检测灭菌效果

C. 包外的化学指示胶带变色说明已消毒

D. 包外的化学指示胶带变色说明已达到灭菌效果

E. 产包准备时均应包内放化学指示剂、包外贴化学指示胶带

2. 产包中棉签的用途是　　　　　　　　　　　　　　　　　　　　　　　(　　)

A. 消毒外阴　　　　　　　B. 消毒脐带残端　　　　　C. 清洁新生儿眼部

D. 缝合会阴　　　　　　　E. 以上都可以

二、填空题

1. 产包可用_____和_____两种方法进行消毒。

2. 产包内物品应按_____顺序,_____排放。

3. 产包外标签,应填写_____、_____、_____、_____,贴_____。

4. 产包内物品有_____、_____、_____。

三、简答题

正规产包内有哪些物品?

【参考答案】

一、单项选择题

1. D　2. B

二、填空题

1. 高压蒸汽　蒸笼蒸晒

2. 使用　自下而上

3. 物品名称　消毒日期　有效期　签名　化学指示胶带

4. 布类　器械类　敷料类

三、简答题

正规产包内容物包括：①布类：双层外大包布 1 块（一侧角有系带）、双层内大包布 1 块、消毒巾 5 块、手术衣 1 件、双层中单 1 块、腿套 1 双。②器械类：止血钳 3 把、脐带剪 1 把、弯盘 2 只、储血盆 1 个、尺子 1 把。③敷料类：纱布块 8～10 块、会阴垫 1 块、碘附棉球若干、脐带卷 1 副（内含 16cm 长脐带结扎棉线 2 根、棉签 2 根、开口纱布及纱布各 1 块、脐绷带 1 条）。对需气门芯胶管结扎者，另备制备好的带线气门芯胶管（浸泡于盛 75% 乙醇或 0.1% 苯扎溴铵溶液的器皿中）。

（徐小萍）

七、临产外阴清洁消毒

【实训目的】

1. 掌握临产前皮肤准备的目的、操作前准备及操作方法。

2. 掌握会阴擦(冲)洗、消毒的目的、适应证、操作前准备及操作方法。

3. 养成操作认真、负责的态度,树立对孕产妇人文关怀的理念。

【实训时间】

护理专业 2 学时。助产专业 4 学时。

【实训方式】

教师示教后,学生分 2～4 人一组,在教师指导下练习,同时多媒体循环播放这一操作的真实情景录像片,操作后学生书写实训报告。

【实训准备】

1. 操作者准备 穿产房工作服,换清洁鞋,戴口罩和帽子;向孕妇说明外阴清洁、消毒的重要性,取得孕妇配合;注意保护孕妇隐私;注意环境温度;清洗双手,站立于产妇右侧。

2. 孕妇准备 排空膀胱,仰卧于产床;协助操作者脱去裤腿,穿裤套;双膝屈曲分开,充分暴露外阴部。

3. 物品准备 有盖敷料缸 4 个(分别盛放 10％肥皂水棉球、碘附棉球、干棉球、干纱布)、持物钳 1 把、无齿镊子 1 把、无菌镊子罐 1 个、冲洗壶(内盛温开水)、无菌巾、便盆、产妇模型。

【实训步骤】

1. 嘱产妇抬高臀部,便盆放臀下。

2. 清洗外阴

(1) 干棉球(或干纱布)堵住阴道口。

(2) 擦洗:肥皂水棉球自上而下,先中间后周围(小、大阴唇→阴阜→两侧大腿内侧上1/3→会阴→臀部→肛门)擦洗(图 1-7-1)。

(3) 冲洗:取冲水壶,用温开水冲净肥皂液(阴阜→两侧大腿内侧上 1/3→大小阴唇→会阴→臀部→肛门),右手持长镊子取干棉球边冲边擦(图 1-7-2)。

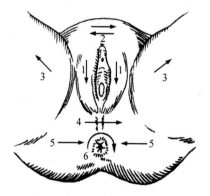

图 1-7-1 外阴消毒顺序

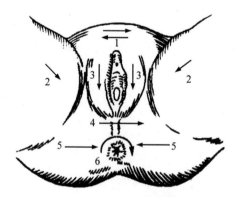

图 1-7-2 外阴冲洗顺序

（4）取出阴道口干棉球（或纱布）。

（5）擦干：用干棉球或干纱布擦干外阴部（小、大阴唇→阴阜→两侧大腿内侧上 1/3→会阴→臀部→肛门）（图 1-7-1）。

3. 消毒外阴　长镊子夹取碘附棉球，按自上而下、先中间后周围的顺序（小、大阴唇→阴阜→两侧大腿内侧上 1/3→会阴→臀部→肛门）擦洗消毒外阴部（图 1-7-1）。

4. 嘱产妇抬高臀部，取出便盆；臀下垫无菌巾。

5. 清理用物，放归原处。

【注意事项】

1. 准备物品齐全，产妇及操作者准备符合要求。

2. 冲洗及消毒顺序、范围正确。

3. 冲洗液未流入阴道内，冲洗液未弄湿产妇衣服。

4. 消毒面完全、无遗漏，注意无菌观念。

5. 注意产程进展，正确指导、关心体贴，与产妇配合好。

6. 操作熟练、认真、仔细。

【测试题】

一、单项选择题

1. 目前常用的外阴消毒溶液是　　　　　　　　　　　　　　　　　　　　（　　）

A. 2.5％碘酒　　　　　B. 75％乙醇　　　　　C. 10％肥皂液

D. 1％甲紫　　　　　　E. 碘附

2. 使胎头取最小径线娩出的分娩机制动作是　　　　　　　　　　　　　　（　　）

A. 衔接　　　　　　　　B. 内旋转　　　　　　C. 俯屈

D. 仰伸　　　　　　　　E. 外旋转

3. 第二产程时宫缩强而频，听取胎心的间隔时间应缩短为　　　　　　　　（　　）

A. 2～3 分钟　　　　　　B. 5～10 分钟　　　　C. 15～20 分钟

D. 30～40 分钟　　　　　E. 50～60 分钟

二、填空题

1. 大阴唇是两股内侧的一对纵行_____皱襞，皮下脂肪中有丰富的_____，若受外伤容易出血形成_____。

2. 外阴消毒应严格按照_____原则，消毒顺序原则是先_____后_____。

3. 初产妇宫口开_____cm，经产妇宫口开大_____cm，且宫缩_____时，即应将产妇送至产房，进行外阴消毒，做好接生准备工作。

4. 第二产程延长可导致母亲软产道损伤，日后发生_____和_____；胎头受压过久，可发生胎儿_____、_____甚至死亡。

5. 胎头娩出后分娩机制是_____、_____，随后胎肩、胎体娩出。

三、名词解释

1. 第二产程

2. 后囟门

四、简答题

1. 试述外阴消毒的范围。

2. 临产后给产妇灌肠的目的是什么？

3. 试述正常胎心和胎动数。

【参考答案】

一、单项选择题

1. E　2. C　3. B

二、填空题

1. 皮肤　血管　外阴血肿

2. 无菌操作　中间　周围

3. 10　4　规律、较强

4. 尿瘘　粪瘘　窘迫　颅内出血

5. 复位　外旋转

三、名词解释

1. 第二产程又称胎儿娩出期，是宫口开全至胎儿娩出为止。

2. 后囟门位于胎头后方，又称小囟门，为一三角形空隙，由两块顶骨和一块枕骨围成。

四、简答题

1. 外阴消毒的范围：上至阴阜，两侧至大腿内侧上 1/3，下至臀部、肛门，包括中间小、大阴唇、会阴。

2. 临产后给产妇灌肠的目的如下：

(1) 避免污染产道及胎儿。

(2) 避免阻碍胎儿下降。

(3) 刺激宫缩，加速产程进展。

3. 正常胎心数是 110～160 次/分；胎动数 3～5 次/小时，12 小时不少于 10 次。

（徐小萍）

八、临产产包使用

【实训目的】

1. 能正确使用产包,掌握物品的应用。

2. 能完成临产时穿接生衣、戴无菌手套、铺无菌巾和产包内其他物品的使用安排。

3. 养成操作认真、负责的态度。

【实训时间】

助产专业 1 学时。

【实训方式】

教师示教后,学生分 2～4 人一组,在教师指导下练习,同时多媒体循环播放这一操作的真实情景录像片,操作后学生书写实训报告。

【实训准备】

1. 操作者准备 穿产房工作服、换清洁鞋、戴口罩和帽子;向孕妇解释此项操作的重要性,取得孕妇配合,注意保护孕妇隐私,注意环境温度、湿度;清洗双手。

2. 物品准备 灭菌产包 1 个、无菌手套 2 副、持物钳 1 把、无齿镊子 1 把、无菌持物罐 1 个、产妇模型。

3. 产妇准备 仰卧,两腿屈曲分开;外阴部充分暴露,已消毒;正确运用腹压。

【实训内容】

1. 巡回者将产包放置产床尾端,解开外系带,掀开外包布两侧角;操作者将内包布全部揭开。

2. 穿无菌接生衣

(1) 取出接生衣。

(2) 在较宽敞处抓住接生衣衣领,抖开衣服,正面朝外。

(3) 轻轻抛起接生衣,双手同时插入袖臂内,手向前伸,助手在后面协助。

(4) 双手交叉,提起左右腰带,交给助手在背后系好。

3. 戴无菌手套

(1) 助手揭开手套袋,操作者取出滑石粉纸包,解开纸包,将滑石粉涂抹双手。

(2) 从手套袋内分别抓住两手套翻折部将其取出。

(3) 对合两手套掌面。

(4) 两手分别先后套入手套内(未戴手套的手不可接触手套正面,已戴手套的手不可接触另一手套的反面)。

(5) 扎紧袖口,将两手套的翻折部套在接生衣的袖口上。

(6) 用碘附棉球擦去手套上多余的滑石粉。

4. 铺中单

(1) 两手取中单两角处,轻轻拉开。

(2) 边向内折,两手放于折边内。

(3) 嘱产妇抬高臀部,将中单垫于臀下(手不能接触臀部)。

5. 穿腿套

（1）右手捏住腿套，再抓住产妇右脚。

（2）左手拉腿套上口外面，顺势套到大腿部。

（3）右脚放无菌中单上。

（4）同法穿左脚腿套，放无菌中单上。

6. 铺无菌巾　双手持无菌巾两侧角并拉开，先后取三块，分别横铺于产妇下腹部两侧大腿上靠近外阴部处，暴露外阴部，形成无菌区。

7. 将第四块无菌巾纵形双折，置会阴部做保护会阴准备用。

8. 按使用先后顺序摆放好其他用物

（1）第5块无菌巾待新生儿娩出后交助手处理时用。

（2）积血盆：胎儿娩出后放产妇臀下积血用。

（3）止血钳、脐带剪、脐敷料均在新生儿娩出后断脐、结扎脐带时用。

（4）新生儿尚未娩出时，上物均放置于床尾上角处，用纱布遮盖。

9. 与巡回者双人清点纱布、纱条。

10. 注意观察产程，指导产妇正确使用腹压，勿污染无菌区。

【注意事项】

1. 准备工作齐全，所有无菌物品使用前均有效检查。

2. 符合无菌操作规范。穿无菌接生衣、戴无菌手套方法正确、无污染，不跨越无菌区。

3. 产包内容物使用正确；铺无菌巾，穿腿套平整，无污染；物品安放有序。

4. 操作认真、仔细、熟练。

5. 密切注意产程进展，关心、体贴产妇，与产妇配合好。

【测试题】

一、单项选择题

1. 下述关于子宫收缩力的特点哪项错误　　　　　　　　　　　　　　　（　　）

A. 节律性　　　　　　　B. 对称性　　　　　　　C. 极性

D. 缩复作用　　　　　　E. 见红

2. 胎头双顶径进入骨盆入口平面，胎头颅骨最低点接近或达到坐骨棘水平，称为胎头分娩机制中的　　　　　　　　　　　　　　　　　　　　　　　　　　（　　）

A. 衔接　　　　　　　　B. 俯屈　　　　　　　　C. 内旋转

D. 仰伸　　　　　　　　E. 复原

3. 下述哪项不是第一产程的临床表现　　　　　　　　　　　　　　　　（　　）

A. 规律宫缩　　　　　　D. 宫颈口扩张　　　　　C. 胎先露下降

D. 破膜　　　　　　　　E. 产妇用腹压

4. 临产时外阴消毒常用的溶液是　　　　　　　　　　　　　　　　　　（　　）

A. 2.5%碘酒　　　　　　B. 75%乙醇　　　　　　C. 碘附

D. 1‰甲紫　　　　　　　E. 20%高锰酸钾

5. 产包使用中下列哪项是错误的　　　　　　　　　　　　　　　　　　（　　）

A. 要遵守无菌操作原则

B. 置中单于产妇臀下时，手不能接触臀部

C. 未戴手套的手不可接触手套正面

D. 穿袜套时应拉袜套上口内面,顺势套到大腿部

E. 已戴手套的手不可接触另一手套的反面

二、填空题

1. 胎盘内分泌功能中分泌的激素有＿＿＿＿＿、＿＿＿＿＿、＿＿＿＿＿。

2. 孕妇血容量从＿＿＿＿＿周开始增加,至妊娠＿＿＿＿＿周达高峰。

3. 第二产程宫缩频而强,每次收缩持续时间可在＿＿＿＿＿分钟以上,间歇时间为＿＿＿＿＿分钟。

4. 子宫颈口＿＿＿＿＿后,可指导产妇运用腹压。

5. 妊娠满＿＿＿＿＿周至不满＿＿＿＿＿周分娩者称为足月产。

6. 处在＿＿＿＿＿过程中的妇女称为产妇。

7. 临产后初产妇宫颈多是＿＿＿＿＿先消失后＿＿＿＿＿扩张,经产妇则多是＿＿＿＿＿。

三、名词解释

1. 矢状缝

2. 中期妊娠

四、简答题

简述临产铺产包的步骤和注意点。

【参考答案】

一、单项选择题

1. E 2. A 3. E 4. C 5. D

二、填空题

1. 雌激素 孕激素 人绒毛膜促性腺激素

2. 6 32～34

3. 1 1～2

4. 开全

5. 37 42

6. 分娩

7. 宫颈管 宫颈口 宫颈管消失和宫颈口扩张同时进行

三、名词解释

1. 胎儿两顶骨之间的缝隙称矢状缝,在头顶中央,前为大囟门,后为小囟门。

2. 妊娠13～27周末称中期妊娠。

四、简答题

铺产包的步骤和注意点如下:

(1) 步骤:①巡回者将产包放置产床尾端,解开外系带,掀开外包布两侧角;操作者将内包布全部揭开。②穿无菌接生衣。③戴无菌手套。④铺中单。⑤穿袜套,先穿右侧,后穿左侧。⑥铺无菌巾,暴露外阴部,形成无菌区。⑦准备保护会阴,将第四块无菌巾纵形双折,置会阴部。⑧整理放置其他用物:第5块无菌巾待新生儿娩出后交给助手处理时用;积血盆、止血钳、脐带剪、脐敷料均放置于床尾上角处,用纱布遮盖。⑨与巡回者双人清点纱布、纱条。⑩注意观察产程,指导产妇正确使用腹压,勿污染无菌区。

（2）注意事项：①准备工作齐全，所有无菌物品使用前均应有效检查。②符合无菌操作规范。穿无菌接生衣、戴无菌手套方法正确、无污染，不跨越无菌区。③产包内容物使用正确；铺无菌巾，穿袜套平整，无污染；物品安放有序。④操作认真、仔细、熟练。⑤密切注意产程进展，关心、体贴产妇，与产妇配合好。

（徐小萍）

九、接产(自然分娩)

【实训目的】

1. 掌握会阴观察及保护的方法和要领。

2. 掌握协助胎儿娩出的操作。

3. 掌握清理新生儿呼吸道及建立新生儿呼吸的操作。

4. 掌握胎盘剥离的征象。

5. 能正确完成产妇会阴的观察及保护,协助胎儿娩出,检查胎盘、胎膜的完整性。

6. 养成操作认真、负责的态度,树立对产妇人文关怀的理念。

【实训时间】

护理专业 2 学时。助产专业 10 学时(操作及考核)。

【实训方式】

教师示教后,学生分 2~4 人一组,在教师指导下,利用分娩模型练习,同时多媒体循环播放这一操作的真实情景录像片,学生操作后书写分娩记录。

【实训准备】

1. 操作者准备 操作者戴口罩、帽子;穿洗手衣,洗手、消毒;穿接生衣、戴消毒手套。产妇取常规卧床体位,接生者站在产妇右侧。在接产过程中,随时与产妇交流、解释,取得产妇的配合。

2. 产妇准备 排空膀胱,仰卧于产床上,上半身抬高至 15 度,脱去裤子,两腿屈曲,脚蹬在产床的脚蹬上,或膝部放在产床的腿架上;下腹、大腿上部、外阴袒露充分。

3. 陪产家属准备 家属换鞋、戴口罩和帽子、穿好隔离衣。常规卧床体位分娩者,家属站或坐在产床头侧。家属要支持、安慰、抚慰、协助产妇,促进自然分娩。

4. 物品准备 产妇模型、无菌产包、产床、辐射台、新生儿复苏全套器械及药品。

【实训内容】

1. 外阴清洁、消毒,铺单(略)。

2. 保护会阴(图 1-9-1)

(1) 胎头拨露,会阴后联合紧张时,操作者右肘支在产床上。

(2) 操作者右拇指与其余四指分开,掌内垫折叠的无菌巾。

(3) 宫缩时,操作者用手掌大鱼肌处,向内向上托住会阴;宫缩间歇时,如判断会阴组织张力不高,放松右手(不可离开),如判断会阴组织张力很高,不可放松右手。

(4) 嘱产妇在宫缩刚开始时深吸一口气,配合宫缩用力向下屏气。

3. 助胎头娩出(图 1-9-2)

(1) 左手食、中、无名指垫以纱布,轻压胎头枕部,使胎头保持俯屈,以枕下前囟径通过阴道口。

(2) 胎头枕骨后部在耻骨弓下露出时:

1) 右手扶住会阴。

2) 胎头仰伸时,操作者左手协助胎头仰伸,控制胎头仰伸速度。

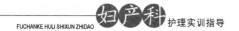
3）胎头仰伸时,宫缩时,嘱产妇哈气,降低腹压;宫缩间歇时,嘱产妇适当屏气,使胎头缓慢娩出。

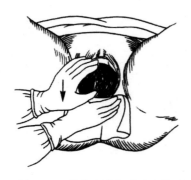
图 1-9-1　保护会阴协助胎头俯屈

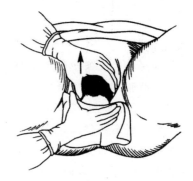
图 1-9-2　保护会阴协助胎头仰伸

4. 胎肩娩出

（1）胎头娩出后,操作者右手继续保护会阴。

（2）操作者左手从胎儿鼻根向下,挤出口、鼻腔内羊水及黏液。

（3）操作者左手协助胎头复位与外旋转。

（4）操作者左手轻轻向下牵引胎头,使胎儿前肩从耻骨弓下娩出（图 1-9-3）。

（5）操作者右手仍注意保护会阴,左手上托胎头,使后肩从会阴前缘缓慢娩出（图 1-9-4）,此时,才可松开保护会阴的右手。

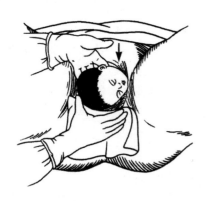
图 1-9-3　保护会阴协助胎儿前肩娩出

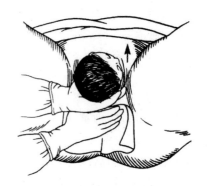
图 1-9-4　保护会阴协助胎儿后肩娩出

5. 胎身娩出　操作者双手扶持胎儿,使胎身及下肢相继取侧屈姿势娩出。

6. 建立新生儿呼吸

（1）新生儿侧卧于产床上,用吸耳球或吸痰管清理新生儿呼吸道,先口后鼻。

（2）呼吸道清理干净后,刺激呼吸,如采用手指弹新生儿足底 2 次或摩擦背部 2 次。

7. 擦干、保暖

（1）新生儿建立呼吸后,迅速擦干新生儿身体,擦干顺序为面→头→身体。

（2）擦干后,干布盖在新生儿身上。

8．断脐 距脐根 10～15cm，用两把止血钳钳夹脐带，在其中间剪断。

9．放置积血盆

（1）积血盆放在产妇臀下积血。

（2）将胎盘侧脐带和止血钳放入阴道口下方积血盆内。

10．新生儿脐带结扎（略）

11．新生儿娩出后 1 分钟，上述操作同时进行新生儿 Apgar 评分。

12．处理胎盘

（1）观察胎盘剥离情况：

1）摸宫底高度、子宫硬度，判断子宫收缩情况。

2）观察阴道流血情况。

3）观察脐带是否下降。

4）操作者手掌尺侧在产妇耻骨联合上方轻压腹壁，观察外露脐带是否回缩。

（2）协助胎盘、胎膜娩出（图 1-9-5）：

1）操作者左手拇指与其余四指分开，拇指放在子宫前壁，余四指放在子宫后壁，按压子宫。

2）操作者右手轻轻牵拉脐带，协助胎盘娩出。

3）胎盘娩出阴道口时，操作者双手捧住胎盘，将胎盘向一个方向旋转，边旋转边牵拉抖动胎盘，使胎盘、胎膜完全娩出。

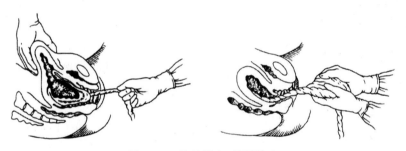

图 1-9-5 协助胎盘、胎膜娩出

（3）检查胎盘、胎膜：

1）母面朝上，铺平胎盘，用纱布将血块拭去，查看胎盘有无缺损及其他异常；测量胎盘大小、厚度。

2）反转胎盘，胎儿面朝上，检查胎儿面血管及其他异常情况。

3）检查胎膜完整性，检查胎膜破口与胎盘边缘距离及其他异常情况。

4）测量胎盘重量。

（4）检查脐带：查看脐带附着于胎盘的位置，测量脐带长度，检查有无异常。

13．取出接血盆，测量出血量。

14．检查软产道有无裂伤

（1）消毒外阴，换手套。

（2）检查宫颈、阴道、会阴有无裂伤。必要时查看阴道穹隆部，或 B 超协助检查子宫下段有无异常。

（3）软产道有裂伤，及时修补（略）。

15. 消毒外阴，如有缝合伤口可盖消毒纱布。

16. 双人核对，清点纱布、纱条；撤除污染单布；产妇臀下垫消毒垫，可放积血盆。

17. 给产妇盖上被子。

18. 整理产床。

19. 上述操作过程中，新生儿娩出后 5 分钟、10 分钟需再次进行新生儿 Apgar 评分，直到评分 10 分为止。

20. 新生儿娩出后 30 分钟内早吸吮。

21. 做好相关记录。

22. 产妇留产房观察 2 小时。

【注意事项】

1. 操作前准备齐全。

2. 保护会阴时间、方法正确，用力恰当避免会阴深度裂伤。

3. 正确指导产妇运用腹压，正确协助胎儿、胎盘娩出，胎儿无损伤。

4. 正确处理新生儿。

5. 严格无菌操作，操作后处理符合医院感染管理规定。

6. 操作熟练、认真、仔细。

7. 注意与产妇沟通，体现对产妇的人文关怀。

【练习题】

一、单项选择题

1. 正常胎头通过阴道口时的径线是 （ ）

A. 枕额径　　　　　　　B. 枕下前囟径　　　　　　C. 双顶径

D. 枕颏径　　　　　　　E. 以上都可以

2. 第二产程宫缩频而强，每次听取胎心的间隔时间应是 （ ）

A. 1～2 分钟　　　　　　B. 5～10 分钟　　　　　　C. 10～15 分钟

D. 20～30 分钟　　　　　E. 30～40 分钟

3. 关于第二产程的标志，下列哪项正确 （ ）

A. 宫颈口开大 10cm　　　　　　　　　B. 经产妇宫颈口开大 4cm

C. 初产妇宫颈口开大 5cm　　　　　　　D. 宫颈口开大 3cm

E. 宫颈口开大 8cm

二、填空题

1. 决定分娩因素中产力的主力是_____。辅力是_____、_____和肛提肌的收缩力。

2. 保护会阴目的是防止产时发生_____裂伤及_____松弛，导致日后发生阴道前后壁膨出或子宫脱垂。

3. 当胎头_____使会阴_____紧张时，开始保护会阴。

4. 妊娠满_____周以后，_____和_____由母体娩出的过程称为分娩。

5. 决定分娩是否顺利，与胎儿的_____、_____及有无_____有关。

三、名词解释

1. 前羊水
2. 胎头衔接

四、简答题

1. 按顺序试述枕先露分娩机制的几个动作名称。
2. 保护会阴的要领有哪些?
3. 第二产程过长对母儿可产生哪些不利情况?

【参考答案】

一、单项选择题

1. B 2. B 3. A

二、填空题

1. 子宫收缩力 腹肌 膈肌
2. 严重会阴 盆底软组织
3. 拨露 后联合
4. 28 胎儿 其附属物
5. 大小 胎位 畸形

三、名词解释

1. 临产时,随着宫缩逐渐增强,胎先露下降,将羊水阻断为前后两部,在先露部前部的羊水囊约 100ml 羊水,此为前羊水。

2. 胎头双顶径进入骨盆入口平面,胎头颅骨最低点接近或达到坐骨棘水平时,称为衔接或入盆。

四、简答题

1. 枕先露分娩机制的动作顺序是:衔接→俯屈→内旋转→仰伸→复原→外旋转→胎儿娩出,另外下降是始终贯穿于整个分娩过程中,且与其他动作伴随进行。

2. 保护会阴的要领为:①指导产妇正确运用腹压,勿用力过猛,与接生者配合,适时控制腹压。②接生者一手帮助胎头俯屈,使胎头以最小径线通过会阴。③防止胎头娩出过速,应在控制下让胎头于宫缩的间歇期缓慢娩出。④应注意保护会阴的手用力要适当,不可过分用力,以免造成盆底软组织内部裂伤或新生儿颅内出血。⑤对有诱发会阴裂伤因素存在者,如会阴水肿、会阴过紧、耻骨弓角度小、胎头过大等,应适当给予会阴切开术,以避免胎儿娩出造成更严重的裂伤。

3. 第二产程延长可使母亲因软产道受压过久,造成软组织缺血坏死,日后发生尿瘘、粪瘘的概率增加;胎头可因受压过久而发生胎儿窘迫、颅内出血甚至胎儿死亡的概率增加。

附:自由体位接产

【实训目的】

1. 能进行产妇会阴观察及采取相应保护措施。
2. 会协助娩出新生儿。

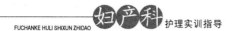

3. 会清理新生儿呼吸道及建立新生儿呼吸的操作。

4. 能判断胎盘剥离的征象,会检查胎盘、胎膜的完整性。

5. 能根据产妇的具体情况,采取变换体位、控制胎头娩出速度等操作。

6. 养成操作认真、负责的态度,树立对产妇人文关怀的理念。

【实训时间】

护理专业 2 学时。助产专业 10 学时(操作及考核)。

【实训方式】

教师示教后,学生分 2～4 人一组,在教师指导下,利用分娩模型练习,同时多媒体循环播放这一操作的真实情景录像片,学生操作后书写分娩记录。

【实训准备】

1. 操作者准备 操作者戴口罩、帽子;穿洗手衣,洗手、消毒;穿接生衣、戴消毒手套。产妇取自由体位,操作者随机取位,以利于接生为原则。接产过程中随时与产妇交流、解释,取得产妇的配合。

2. 产妇准备 排空膀胱,脱去裤子,下腹、大腿上部、外阴袒露充分。选择自己感到舒适的体位(如立、坐、跪、趴、蹲等各种姿势)。

3. 陪产家属准备 家属换鞋、戴口罩和帽子、穿好隔离衣。自由体位分娩者,家属随机取合适位置协助产妇,但应避开助产士操作位置。家属要支持、安慰、抚慰、协助产妇,促进自然分娩。

4. 物品准备 产妇模型、无菌产包、产床(分娩凳、分娩球、分娩垫等)、辐射台、新生儿复苏全套器械及药品。

【实训内容】

1. 外阴清洁、消毒,铺单(略)。

2. 观察会阴变化,指导产妇用力。如会阴弹性好,可不采取保护会阴措施。

3. 观察胎头娩出,指导产妇用力,控制胎头娩出速度(必要时保护会阴)。

4. 观察胎肩娩出(必要时保护会阴)。

5. 胎身娩出,胎肩娩出后接住新生儿,胎身及下肢相继娩出。

6. 建立新生儿呼吸(同上)。

7. 擦干、保暖(同上)。

8. 放置积血盆(同上)。

9. 新生儿脐带结扎(略)。

10. 新生儿娩出后 1 分钟,上述操作同时进行新生儿 Apgar 评分。

11. 处理胎盘(同上)。

12. 取出积血盆,测量出血量。

13. 检查软产道有无裂伤,必要时行裂伤伤口缝合术。

14. 消毒外阴,如有缝合伤口可盖消毒纱布。

15. 双人清点用物;撤除污染单布;产妇臀下垫消毒垫,或放积血盆。

16. 给产妇盖上被子。

17. 整理相关物品。

18. 上述操作过程中,新生儿娩出后 5 分钟、10 分钟需再次进行新生儿 Apgar 评分,直到评分 10 分为止。

19. 新生儿娩出后 30 分钟内早吸吮。

20. 做好相关记录。

21. 产妇留产房观察 2 小时。

(赵凤霞)

十、新生儿脐带结扎

【实训目的】

1. 掌握新生儿脐带结扎的方法。

2. 熟悉新生儿脐带结扎的注意事项。

3. 养成操作认真、负责的态度,树立对新生儿人文关怀的理念。

【实训时间】

护理专业 2 学时。助产专业 6 学时(操作及考核)。

【实训方式】

教师示教后,学生分 2～4 人一组,在教师指导下练习,同时多媒体循环播放这一操作的真实情景录像片,操作后学生记录检查结果。

【实训准备】

1. 操作者准备 向产妇说明检查的重要性,取得产妇配合,注意保护产妇隐私,注意环境温度、湿度;常规消毒铺台接生。

2. 新生儿准备 新生儿娩出后首先应清理呼吸道,再用纱布擦净胎儿身上的羊水,并进行新生儿 Apgar 评分。

3. 物品准备 接生包中的止血钳 3 把、脐带剪 1 把、脐带夹、脐带卷(内含 16cm 长脐带结扎棉线 2 根、棉签 2 根、开口纱布 1 块及纱布 2 块、脐绷带或新生儿腹带 1 条)、碘附消毒液或 2.5% 碘酒及 75% 乙醇、新生儿及脐带模型,另备制备好的带线气门芯胶管若干(浸泡于盛 0.1% 苯扎溴铵或 75% 乙醇的器皿中)。

【实训步骤】

1. 断脐 用两把止血钳在距离脐轮 10～15cm 处将脐带夹紧,在两者间剪断。将连接胎盘一端的脐带断端连同止血钳一并放入积血盆(弯盘),置产妇臀下。

2. 消毒 以无菌纱布擦净脐根周围黏液和血液,用 75% 乙醇消毒脐带根部。

3. 结扎脐带(3 种方法)

(1) 双重棉线结扎法:距离脐根 0.5cm 处用棉线结扎第一道;在第一道结扎线上 0.5～1cm 处结扎第二道;用纱布衬垫脐带,在第二道结扎线上 0.5cm 处剪断脐带,挤出残端血液(图 1-10-1)。

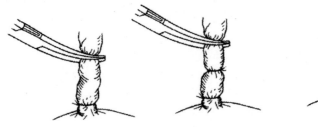

图 1-10-1 双重棉线结扎法

(2) 气门芯胶管套扎法:将止血钳尖端套入带线气门芯胶管内,分开止血钳,在近脐轮上 1cm 处钳夹脐带,在止血钳钳夹上方 0.5cm 处剪断脐带,提起气门芯胶管系线,将胶管脱出止血钳尖端,套入近脐轮处的脐带上,除去止血钳,挤净残端血液(图 1-10-2)。

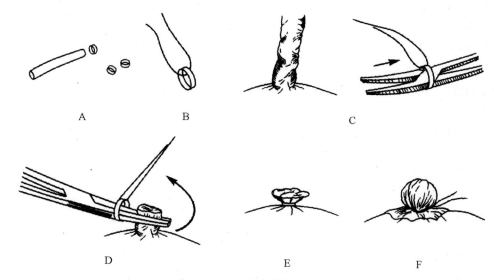

图 1-10-2　气门芯胶管套扎法

A. 剪套圈;B. 穿棉纱线;C. 将圈套在止血钳上;
D. 钳夹、剪断脐带;E. 套圈勒紧脐带;F. 无菌纱布包扎

（3）脐带夹结扎法:用一次性无菌脐带夹在距脐轮上方 0.5cm 处夹住脐带,于脐带夹上方 0.5cm 处剪断脐带,挤净残血。

4. 消毒、包扎脐带　脐带结扎后,检查断端有无活动性出血,查无出血后先将开口纱布置于脐带根部,再用 2.5% 碘酒及 75% 乙醇先后消毒脐带断端或用碘附溶液消毒脐带断端;用无菌开口纱布包住脐带根部,并用小纱布块覆盖;脐绷带或新生儿腹带包扎。

【注意事项】

1. 处理脐带时应注意新生儿保暖。

2. 绝对无菌操作,防止新生儿感染。

3. 用棉线结扎脐带时注意扎紧,不使脐带出血,但用力要适度以免造成脐带断裂。

4. 用碘酒烧灼脐带断端时,注意保护,药液切勿损伤新生儿正常皮肤。

【练习题】

一、单项选择题

1. 脐带残端的消毒溶液是　　　　　　　　　　　　　　　　　　　　（　　）

A. 2.5% 碘酒及 75% 乙醇　　B. 0.1% 苯扎溴铵　　　C. 0.5% 氯己定

D. 1% 甲紫　　　　　　　　E. 75% 乙醇

2. 新生儿娩出后首先应　　　　　　　　　　　　　　　　　　　　　（　　）

A. Apgar 评分　　　　　　　B. 吸氧　　　　　　　　C. 人工呼吸

D. 断脐、结扎　　　　　　　E. 清理呼吸道分泌物

3. 产妇在产后要留产房观察　　　　　　　　　　　　　　　　　　　（　　）

A. 半小时　　　　　　　　　B. 1 小时　　　　　　　　C. 2 小时

D. 3 小时　　　　　　　　　E. 4 小时内

二、填空题

1. 目前常用的脐带结扎方法有_____、_____和_____三种，目的都是使脐带_____。

2. 新生儿沐浴后可先用_____擦净脐部_____和_____处，后用纱布覆盖，并再包扎。

3. 新生儿娩出后_____分钟，应根据_____、_____、_____、_____及皮肤颜色 5 项标准进行 Apgar 评分。

4. 产后访视时应注意查看新生儿的脐部有无_____和_____。

三、名词解释

1. 新生儿期

2. 足月新生儿

【参考答案】

一、单项选择题

1. A　2. E　3. C

二、填空题

1. 棉线结扎法　气门芯胶管套扎　脐带夹　残留部提早变干而脱落

2. 75％乙醇　残端　脐轮

3. 1　心率　呼吸　肌张力　反射

4. 感染　出血

三、名词解释

1. 从胎儿娩出至出生后满 28 天，称为新生儿期。

2. 妊娠满 37 周至不满 42 周之间娩出的胎儿，身长达到或超过 45cm，体重达到或超过 2500 克者，称为足月新生儿。

（徐小萍）

十一、会阴切开缝合术

【实训目的】

1. 能说出会阴切开的目的、时机和缝合中的注意事项。

2. 能进行会阴切开、缝合。

3. 养成操作认真、负责的态度,树立对孕产妇人文关怀的理念。

【实训时间】

助产专业 8～10 学时(操作及考核)。

【实训方式】

教师示教后,学生分 2～4 人一组,在教师指导下练习,同时多媒体循环播放这一操作的真实情景录像片,操作后学生书写实训报告。

【实训准备】

1. 操作者准备 换鞋、穿刷手衣、戴口罩和帽子、修剪指甲;手及手臂消毒,穿接生衣,戴消毒手套,备齐用物,摆放合理,站在产妇右侧。向产妇说明会阴切开缝合术的必要性,取得产妇配合。注意保护产妇隐私,注意环境温湿度。

2. 产妇准备 产妇已进入第二产程,排空膀胱,安置在产床上;平卧位,两腿屈曲,下腹、大腿上部、外阴部袒露充分;外阴消毒、铺单。

3. 物品准备 10ml 注射器 1 支,长穿刺针头 1 个,会阴侧切剪刀 1 把,弯止血钳 4 把,带尾纱布 1 块,持针器 1 把,有齿镊 1 把,无齿镊 1 把,圆缝合针 2 个,三角缝合针 2 个,0.5％～1％普鲁卡因 20ml,0.5％利多卡因 10ml,1 号丝线 1 团,0、00、000(0000)号肠线各 1 管,治疗巾 4 块,巾钳 4 把,治疗碗 1 个,纱布数块等。

【实训内容】

1. 麻醉 采用皮下浸润麻醉(图 1-11-1)或阴部神经阻滞麻醉(图 1-11-2)。阴部神经阻滞麻醉,有止痛和松弛盆底肌肉的作用。

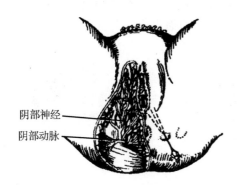
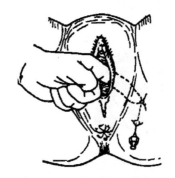

阴部神经
阴部动脉

图 1-11-1　皮下浸润麻醉　　　　图 1-11-2　阴部神经阻滞麻醉

(1) 术者将一手中指、食指伸入阴道内做指引,触及坐骨棘。

(2) 另一手持带长针头装有 0.5％～1％普鲁卡因 20ml 或 0.5％利多卡因 5～10ml 的注射器,在肛门与坐骨结节连线中点进针,将针头刺向坐骨棘尖端内侧约 1cm 处注入1/2药液,再将针头抽回至皮下,沿切开侧的大阴唇、会阴体皮下做扇形注射,松弛盆底肌肉。

(3) 如正中切开时,则在会阴体局部行浸润麻醉。

2. 切开会阴(图 1-11-3)

(1) 会阴侧斜切开:一般采用会阴左侧斜切开术。术者左手食、中两指伸入阴道,置胎先露和阴道左侧后壁之间,撑起阴道壁,以保护胎儿并指示切口位置,右手持剪刀放在会阴后联合中线左侧呈 45°角,会阴高度膨隆时可为 60°角,剪刀刃与皮肤垂直,于宫缩时做一次全层切开,切口一般长 4～5cm。

(2) 会阴正中切开:沿会阴后联合的中央向肛门方向垂直切开,长 2～3cm,注意不要伤及肛门括约肌。

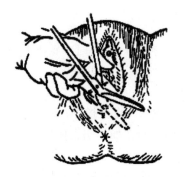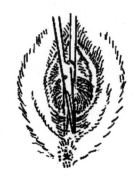

图 1-11-3　会阴切开

3. 止血　出血处立即用纱布压迫止血,小动脉出血时应予结扎。

4. 缝合(图 1-11-4)

(1) 待胎盘完整娩出后,检查软产道及其他部位有无撕裂。

(2) 将阴道内放入一带尾纱布,以免宫腔血液外流妨碍手术视野。

(3) 缝合阴道黏膜:用左手中、食指撑开阴道壁,自切口顶端上方 0.5～1cm 开始,用圆针,用 0 号或 00 号肠线间断或连续缝合至处女膜环,并对齐处女膜环。

(4) 缝合肌层和皮下组织:用圆针,用 0 号或 00 号肠线间断或连续缝合肌层和皮下组织。

(5) 缝合皮肤:用三角针、铬制肠线(000 号或 0000 号)连续皮内缝合皮肤。如皮肤张力大,可用三角针和丝线(1 号)间断缝合皮肤,缝毕将切面皮缘对合整齐。

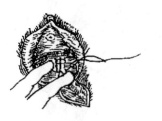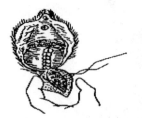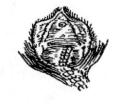

缝合阴道黏膜　　　　　　　　缝合肌层　　　　　　　　皮肤缝合完毕

图 1-11-4　会阴切开伤口缝合

5. 缝合完毕取出阴道内带尾纱布。

6. 常规肛门检查　检查有无缝线穿透直肠黏膜,如有,应立即拆除,重新消毒缝合。

7. 清洁外阴,消毒会阴切口缝合处,覆盖消毒纱布,臀下垫消毒会阴垫。

8. 清点、整理用物及清理污物,整理产床。

9. 记录会阴切开缝合情况及皮肤缝合针数。

10. 向产妇交代术后注意事项,并进行卫生宣教。

【注意事项】

1. 会阴切开时间应在预计胎儿娩出前 5～10 分钟,不宜过早;于宫缩同时会阴切开,把握切开时机。

2. 切开时剪刀刃应与皮肤垂直,一次全层切开,黏膜、肌层与皮肤切口长度应一致。

3. 缝合时注意勿留死腔,层次清楚,切口对合整齐。缝合阴道黏膜时注意不能穿透直肠黏膜,如有缝线穿过直肠黏膜,应立即拆除,重新缝合,防止形成阴道直肠瘘。

4. 缝线不可过紧,以免组织水肿,缝线嵌入组织内,影响愈合。

【练习题】

一、单项选择题

1. 会阴切开的最佳时机是　　　　　　　　　　　　　　　　　（　　）

A. 胎头拨露时(估计胎儿娩出前 5～10 分钟)

B. 估计胎儿娩出前 15～20 分钟

C. 估计胎儿娩出前 1 小时　　D. 宫口开全后　　　　　E. 胎头着冠时

2. 下列哪项不是会阴切开指征　　　　　　　　　　　　　　　（　　）

A. 胎儿窘迫　　　　　　B. 初产妇臀位分娩　　　C. 早产

D. 外阴水肿　　　　　　E. 漏斗骨盆

3. 请指出会阴切开缝合术中错误的是　　　　　　　　　　　　（　　）

A. 正中切开不适用于会阴体较短者

B. 缝合阴道黏膜自切口上 0.5cm 处黏膜

C. 缝合按解剖层次,对合整齐

D. 严密止血,不留死腔

E. 术毕肠壁仅有少许肠线,可不必处理,让其吸收

4. 在会阴缝合过程中,下列哪项正确　　　　　　　　　　　　（　　）

A. 胎儿娩出后即开始缝合

B. 先缝合会阴伤口后缝合阴道黏膜

C. 会阴缝合越紧密,越有利愈合

D. 缝合中有小动脉出血可先结扎止血后缝合

E. 缝合结束时应记录阴道及皮肤缝合针数

5. 关于会阴切开术,下列哪项正确　　　　　　　　　　　　　（　　）

A. 术后第二天针扎处发红是正常现象

B. 有感染现象应全身用抗生素,延期拆线

C. 切开后用全层一次缝合有利于止血和愈合

D. 正中切开比侧斜切开优点多

E. 以上均不正确

二、填空题

1. 会阴侧斜切开切口起点在阴道口_____,切线与垂直线呈_____,待_____时,一次垂直全层剪开,长度为_____,剪开后伤口应立即以_____或_____。

2. 会阴缝合前应将_____塞入阴道,以防_____,用_____线圆针自_____开始至处女膜处做间断或连续缝合。

3. 缝合中对合_____,注意恢复原_____,术毕应取出_____,常规行_____,以了解_____。

4. 会阴切开缝合后产妇应每日用_____消毒2次,以保持_____。

三、名词解释

1. 胎儿窘迫

2. 早产

四、简答题

1. 比较两种会阴切开方式的优缺点。

2. 临床常选用哪种方式切开会阴?为什么?

3. 怎样选择会阴切开最佳时机?

【参考答案】

一、单项选择题

1. A   2. E   3. E   4. D   5. E

二、填空题

1. 6点钟处(或距此点旁开0.5cm)   45°角   宫缩会阴绷紧   3～5cm   纱布压迫   结扎止血

2. 带尾纱布   宫腔流血影响手术视野的暴露   0号铬制肠   切口顶端稍上方0.5～1cm

3. 务求整齐   解剖关系   阴道内纱布   肛诊   有无肠线穿透直肠黏膜

4. 0.5%碘附或1‰苯扎溴铵   局部清洁干燥

三、名词解释

1. 指由于胎儿缺氧所形成的一种危急状态,表现为胎心音和胎动发生变化,以及羊水被胎粪污染等。

2. 指孕满28周而不满37足周分娩者。

四、简答题

1. 正中切开优点是组织损伤少,出血少,容易缝合且术后疤痕小;缺点是有可能因伤口延长而损伤肛门括约肌和直肠。侧斜切开优点是对扩大阴道手术视野较好,不致因伤口延长而伤及直肠;缺点是切开组织较多,出血较多,缝合时技术性强,术后疼痛较重。

2. 临床多采用侧斜切开术。因为无伤口延长而伤及肛门括约肌及直肠,为了防止Ⅲ度会阴裂伤,侧斜切开是比较安全的。

3. 分娩中,由于胎先露推压,肛提肌向下向两侧高度伸展,肌束分开,使会阴从肛门至阴道后联合伸长,厚度变得很薄。选择在这样最佳时机切开,不仅组织损伤少,出血少,而且切开至分娩结束时间短,切口暴露时间短,出血少,感染机会也大为减少。另外,组织损伤少,术者容易缝合,术后伤口易愈合,疤痕也小,对今后再妊娠分娩影响也小。

(赵凤霞)

十二、胎头吸引术

【实训目的】

1. 说出胎头吸引术的目的、适应证及注意事项。

2. 能进行术前各项准备,学会模拟胎头吸引操作。

3. 养成操作认真、负责的态度,树立对孕产妇人文关怀的理念。

【实训时间】

助产专业 4 学时。

【实训方式】

教师示教后,学生分 2～4 人一组,在教师指导下练习,同时多媒体循环播放这一操作的真实情景录像片,操作后学生书写实训报告。

【实训准备】

1. 操作者准备 戴口罩、帽子;洗手、消毒、穿手术衣、戴消毒手套;向产妇说明此项操作的重要性,取得产妇配合,注意保护产妇隐私,注意环境温度。

2. 物品准备 孕足月胎儿模型、产妇分娩模型、胎头吸引器(图 1-12-1)、硬质橡皮管(20cm)、50 或 100ml 注射器、电动吸引器、止血钳、消毒石蜡油、会阴切开缝合包、导尿管、接生用物、新生儿窒息急救物品。

3. 产妇准备 膀胱截石位、导尿;阴道检查,明确是否破膜、胎方位、先露位置、宫口开大情况;初产妇做会阴切开术。

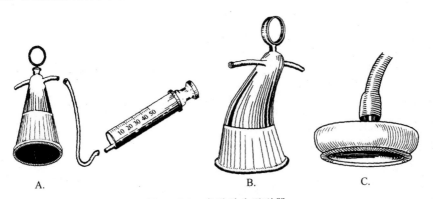

A.　　　　　　　　　B.　　　　　　　　　C.

图 1-12-1　各种胎头吸引器

A. 直锥形;B. 弯锥形;C. 扁圆形

【实训步骤】

1. 放置胎头吸引器(图 1-12-2)

(1) 先检查吸引器有无损坏、漏气现象;橡皮管接于牵引柄之开口空心管上;吸引器开口端涂少许消毒石蜡油。

(2) 左手食、中两指分开阴道,右手用纱布轻轻擦去胎头上黏液。

(3) 右手持吸引器,以其胎头端沿阴道后壁,旋转放入吸引器,直抵胎儿先露部,避开囟门处。

（4）吸引器紧贴头皮，并扶持固定。

2．检查　用食、中指插入阴道，沿吸引器边缘检查一周，确定无软组织夹于吸引器与胎头之间。

3．抽气

（1）助手将吸引器上的橡皮管连接 50 或 100ml 注射器，慢慢抽出空气形成负压。

（2）一般抽出空气 150～200ml，抽毕用止血钳夹紧橡皮管。

4．牵引（图 1-12-3）

（1）先行试牵。

（2）配合宫缩及腹压，循产轴方向徐徐牵引，宫缩间歇时暂停。

（3）胎头枕骨后部达耻骨联合下方时，用吸引器边牵引边向上提，使胎头仰伸娩出。注意保护会阴。

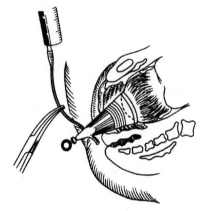

图 1-12-2　放置胎头吸引器

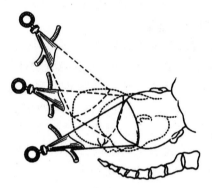

图 1-12-3　胎头吸引方法

5．解除负压，娩出胎儿

（1）当胎头双顶径牵出阴道口后，松开橡皮管以解除负压，取下吸引器。

（2）按正常分娩助产娩出胎儿。

6．检查软产道　如有裂伤（注意切口有无延长撕裂伤），并及时缝合。

7．检查新生儿有无损伤；安置产妇休息。

8．整理用物，填写产时及手术记录。

【注意事项】

1．对产妇亲切、诚恳，取得产妇配合。

2．动作轻柔、稳捷，规范准确，操作认真、仔细，责任心强。

3．放置吸引器部位正确；抽气牵引按规定要求完成；新生儿无损伤；软产道无撕裂伤；产妇术后舒适、无感染。

4．记录表填写规范，字迹清楚，内容完整。

【测试题】

一、单项选择题

1．下列哪项不是胎头吸引术的适应证　　　　　　　　　　　　　　　　　　（　　）

A．重度妊高征，妊娠合并心脏病　　　　　　　B．子宫有疤痕

C．持续性枕后位　　　　　　　　　　　　　　D．早产

E. 胎儿窘迫

2. 下列哪项不具备行胎头吸引术助产 （ ）

A. 宫口开全 B. 头盆相称 C. 胎膜刚破

D. 查双顶径"－2" E. 胎心音尚好

3. 关于胎头吸引术,下列哪项错误 （ ）

A. 抽出空气后,即可开始牵引

B. 吸引器滑脱可重新放置,但一般不超过两次

C. 应在宫缩时牵引

D. 牵引时不可左右摇晃

E. 吸引失败可改产钳术

4. 胎头吸引术比产钳术的优点是 （ ）

A. 适应证广,可用于各种胎方位 B. 对胎儿无影响

C. 娩出时间较产钳术短 D. 对母体损伤、感染少

E. 牵引时不受产力影响

二、填空题

1. 行胎头吸引术前,产妇的准备是＿＿＿＿＿、＿＿＿＿＿、阴道检查,初产妇还应＿＿＿＿＿。

2. 放置胎头吸引器方法是:手持吸引器,用其一边轻压＿＿＿＿＿,＿＿＿＿＿放入吸引器,直抵胎儿＿＿＿＿＿,避开＿＿＿＿＿。

3. 胎头牵引前先行＿＿＿＿＿,然后配合＿＿＿＿＿及＿＿＿＿＿,循＿＿＿＿＿方向徐徐牵引,＿＿＿＿＿时暂停。

4. 当胎头枕骨后部达耻骨联合下方时,边牵引边保护＿＿＿＿＿,当＿＿＿＿＿牵出阴道口后,即可解除负压。

三、名词解释

胎头吸引术

四、简答题

1. 简述胎头吸引术的注意事项。

2. 简述胎头吸引术的优缺点。

3. 在行胎头吸引术前为什么要行阴道检查?

【参考答案】

一、单项选择题

1. D 2. D 3. A 4. D

二、填空题

1. 膀胱截石位 导尿 行会阴切开术

2. 阴道后壁 旋转 先露部 囟门处

3. 试牵 宫缩 腹压 产轴 宫缩间歇

4. 会阴 胎头双顶径

三、名词解释

用胎头吸引器,形成负压并吸住胎头,进行牵引,以加速分娩的一种助产手术,称胎头吸引术。

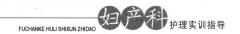
四、简答题

1. 胎头吸引术的注意事项如下：

（1）某些异常胎位、产道异常，不能或不适于经阴道分娩者，不应使用胎头吸引。

（2）枕横位，须转正后再行牵引，如为枕后位胎头已较低不易转成前位者，虽可牵引，但必须注意保护会阴，必要时行较大的会阴切开术。

（3）牵引用力要均匀，不可过大、过猛。牵引方向须始终与产轴一致，并按分娩机制进行，切忌左右摇晃，以防滑脱或造成损伤。

（4）牵引时发生滑脱，应寻找原因。滑脱两次者，需改产钳术。

（4）为减少吸引器对胎儿的不利影响，全部牵引时间不宜超过 20 分钟。

（4）连接牵引柄一端之橡皮管，长 20cm，质量要好。

2. 胎头吸引术的优缺点简述如下：

（1）优点：操作简单，易于掌握，携带方便，适用于各级医疗单位；放置时，不进入产道深部，产妇痛苦小，感染机会小；吸引器置于胎头顶部，不增加胎头周径，对产道损伤较小；手术并发症少于产钳术。

（2）缺点：可引起胎头血肿、头皮坏死、脑损伤等并发症；当宫缩乏力、产道阻力较大或胎头位置不正时（枕后位），牵引过程中易于滑脱，致使胎儿娩出时间较产钳术长。

3. 胎头吸引术的必备条件是：①宫口开全；②头先露，头盆相称；③胎头已入盆，且双顶径已达坐骨棘平面或以下；④胎膜已破。术前阴道检查的目的是了解有无胎儿及产道异常、行胎头吸引术的条件是否具备，使术者心中有数，以利于手术成功。

（徐小萍）

十三、产钳术

【实训目的】

1. 掌握产钳术应用的目的、条件及注意事项。

2. 能进行术前各项准备,学会配合产钳术助产的操作。

3. 养成操作认真、负责的态度,树立对孕产妇人文关怀的理念。

【实训时间】

助产专业 2～4 学时。

【实训方式】

教师示教后,学生分 2～4 人一组,在教师指导下练习,同时多媒体循环播放这一操作的真实情景录像片,操作后学生书写实训报告。

【实训准备】

1. 操作者准备 戴好帽子、口罩,穿上洗手衣;备齐用物,携至产妇床旁;按常规洗手、穿手术衣。向孕妇说明此项操作的重要性,取得产妇配合,注意保护产妇隐私,注意环境温、湿度。

2. 产妇准备 产妇已安置于产床,取膀胱截石位、导尿。

3. 物品准备 足月胎儿模型、产妇分娩模型、10ml 注射器、麻醉药、消毒石蜡油、灭菌产包 1 个、会阴侧切包 1 个、无菌手套 1 双;灭菌产钳包 1 个(内有一副合适的产钳(图 1-13-1),内可放宫颈钳四把及阴道拉钩一对);导尿管、新生儿窒息急救物品。

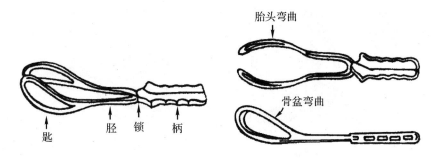

图 1-13-1 常用产钳结构

【实训内容】

1. 消毒外阴 常规消毒外阴,铺单。

2. 行阴道检查 判断是否破膜,未破者予以破膜;宫口是否开全;根据囟门、耳廓方向判断胎方位,胎头是否为顶、枕先露;胎头双顶径是否已达坐骨棘水平及以下。

3. 初产妇行会阴侧切。

4. 检查产钳并润滑 检查产钳两叶扣合是否顺利,以无菌液状石蜡涂擦产钳匙部。

5. 放置产钳并牵拉(图 1-13-2)

(1)放置左叶产钳:操作者左手持左叶钳柄,使钳叶垂直向下,撑开阴道壁,右手掌面向上伸入胎头与阴道后壁之间,将左钳叶沿右手掌伸入手掌与胎头之间,右手引导产钳向胎头左侧及向内滑行,同时钳柄逐渐向下并微向逆时针方向旋转,最后钳叶与钳柄在同一水平位上,左钳叶置于胎头左侧顶颞部,由助手持钳柄固定。

（2）放置右叶产钳:操作者右手垂直持右叶钳柄,左手伸入胎头与阴道后壁之间,将右钳叶沿左手掌面插入手掌与胎头之间,引导右钳叶（在左产钳上面）缓缓滑向胎头右侧与左侧对应的位置。

（3）检查钳叶位置:两钳叶放置后行阴道检查,了解钳叶与胎头之间有无夹持阴道壁或宫颈组织,有无脐带夹入,胎头矢状缝是否在两钳叶正中。

（4）合拢产钳:右叶在上、左叶在下,合拢锁扣,钳柄自然对合;若钳柄对合不易,可移动钳柄使锁扣合拢。

（5）牵拉产钳:待宫缩时术者握住合拢的钳柄先向外向下牵拉,再平行牵拉,在宫缩间歇期略放松钳锁;当胎头枕骨下部越过耻骨弓下方时,逐渐将钳柄向上提,使胎头仰伸而娩出。在牵拉过程中助手保护会阴。

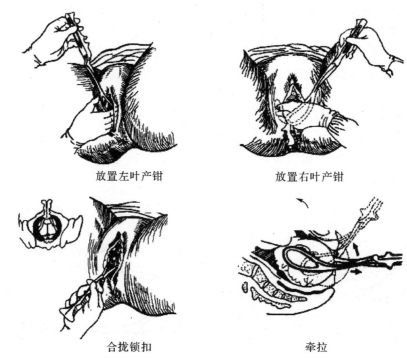

放置左叶产钳　　　　　　　　放置右叶产钳

合拢锁扣　　　　　　　　　牵拉

图 1-13-2　产钳术

6. 取下产钳,当胎头双顶径越过骨盆出口时,即松开产钳,先取下右叶、后取左叶;然后按分娩机制娩出胎体。

7. 检查软产道有无损伤,并缝合会阴切口。

8. 产后常规观察 2 小时。

9. 整理用物及产床,清洗双手。

10. 填写相关记录。

【注意事项】

1. 上产钳之前必须行阴道检查,确认胎儿为顶或枕先露、宫口已开全、胎膜已破、无头盆不称。

2. 牵拉胎头娩出过程中注意保护会阴。

3. 牵引产钳时用力要均匀,不可用力过大、过猛,钳柄不能左右摇摆。

4. 操作应准确、谨慎,动作要轻柔,因为在任何不适宜的情况下放置产钳,均可能引起胎儿和产妇的严重并发症。

5. 正确判断胎头入盆情况,谨防胎头水肿和变形造成的假象,应注意胎头双顶径在坐骨棘水平上,不应行产钳助产。

6. 当胎头仰伸时应及时撤出产钳,并注意保护会阴。

7. 如用力牵引两次不成功,应查找原因,如系判断错误,应放弃产钳。

8. 操作中注意与产妇交流,了解产妇的感受。

9. 产钳助产后,仔细检查软产道有无裂伤。

10. 新生儿娩出后,检查新生儿有无头皮损伤、头部血肿或颅内出血。

11. 产程长者,可留置导尿管 24 小时。

【练习题】

一、单项选择题

1. 下列哪项不是产钳术的禁忌证 （   ）

A. 额先露、颏先露　　　　　　　　　　　　B. 高直位或其他异常胎位

C. 胎儿宫内窘迫需要缩短第二产程者　　　　D. 宫口尚未开全

E. 胎头未衔接

2. 下列哪项不具备产钳术的条件 （   ）

A. 宫口开全　　　　　　B. 第二产程延长　　　　　C. 颏位后出头困难者

D. 胎儿宫内窘迫,估计短时间内不能结束分娩者　　E. 剖宫产娩头困难者

3. 关于产钳术的操作,下列哪项是错误的 （   ）

A. 术前常规导尿　　　　　　　　　　　　　B. 会阴阻滞麻醉

C. 牵引产钳时用力要均匀

D. 阻力大时钳柄可以边摇边拉

E. 合拢钳锁时检查钳叶位置

4. 产钳术比较胎头吸引术的优点是 （   ）

A. 对母儿损伤的发生率高　B. 会阴切口大　　　　C. 牵引滑脱少

D. 胎头双顶径必须达到坐骨棘以下　　　　　E. 可以旋转胎头

二、填空题

1. 行产钳术前,给产妇的准备是:膀胱截石位,导尿,消毒外阴,铺消毒巾,阴道检查_____、_____、_____、宫口开大情况。

2. 产钳放置的程序是_____、_____、_____、牵引、撤下产钳。

3. 产钳牵引的方法是当胎头枕骨后部越过_____下方时,逐渐将_____使_____而娩出。

4. 产钳术应具备的条件是宫口必须开全、_____、_____、_____、必须明确胎方位、无显著头盆不称。

三、名词解释

产钳术

四、简答题

1. 简述产钳术的注意事项。

2. 行产钳术前为何必须要阴道检查？

【参考答案】

一、单项选择题

1. C　2. C　3. D　4. C

二、填空题

1. 是否破膜　胎方位(囟门、耳廓方向)　先露位置

2. 放置左叶产钳　放置右叶产钳　合拢产钳

3. 耻骨弓　钳柄向上提　胎头仰伸

4. 必须破膜　胎头必须衔接　排空膀胱

三、名词解释

利用产钳牵出胎头,缩短产程的助娩手术。

四、简答题

1. 上产钳之前必须行阴道检查,确认胎儿为顶或枕先露、宫口已开全、胎膜已破、无头盆不称。牵拉胎头娩出过程中注意保护会阴。牵引产钳时用力要均匀,不可用力过大、过猛,钳柄不能左右摇摆。操作应准确、谨慎,动作要轻柔,因为在任何不适宜的情况下放置产钳,均可能引起胎儿和产妇的严重并发症。正确判断胎头入盆情况,谨防胎头水肿和变形造成的假象,应注意胎头双顶径在坐骨棘水平上,不应行产钳助产。当胎头仰伸时应及时撤出产钳,并注意保护会阴。如用力牵引两次不成功,应查找原因,如系判断错误,应放弃产钳。操作中注意与产妇交流,了解产妇的感受。产钳助产后,仔细检查软产道有无裂伤。新生儿娩出后,检查新生儿有无头皮损伤、头部血肿或颅内出血。产程长者,可留置导尿管 24 小时。

2. 阴道检查可以确定:是否破膜、胎先露、胎方位(囟门、耳廓方向)、先露位置、宫口开大情况(宫口开全)、骨盆情况(排除头盆不称)。

（赵凤霞）

十四、臀位助产术

【实训目的】

1. 掌握臀位分娩机制和助产中的注意事项。

2. 能进行术前准备，学会模拟臀位助产术。

3. 养成操作认真、负责的态度，树立对孕产妇人文关怀的理念。

【实训时间】

助产专业 4 学时。

【实训方式】

教师示教后，学生 2～4 人一组，在教师指导下练习，同时多媒体循环播放这一操作的真实情景录像片，操作后书写实训报告。

【实训准备】

1. 操作者准备　戴口罩、帽子；洗手、消毒，穿手术衣，戴无菌手套；向产妇说明此项操作的重要性，取得产妇配合。光线明亮，注意保护产妇隐私，注意环境温度。

2. 产妇准备　取膀胱截石位，常规外阴消毒、铺巾、导尿。阴道检查以明确臀位类型、胎方位、宫口开大、先露高低、有无脐带脱垂及骨产道情况。

3. 用物准备　足月胎儿模型、产妇分娩模型、导尿管、消毒石蜡油、会阴切开缝合包、0.5%～1%普鲁卡因 5～10ml、注射器、7 号针头、后出胎头产钳、新生儿窒息急救物品，其他同接生准备。

【实训内容】

以完全臀先露为例。

1. 充分扩张软产道（堵臀）　当宫口开大 4～5cm 时，消毒外阴，宫缩时垫无菌巾以手掌堵住阴道口，以便软产道充分扩张（图 1-14-1）。

2. 助娩胎臀及下肢　当宫口开全、胎臀降至阴道口时，于宫缩间歇期行阴部神经阻滞麻醉，初产妇或经产妇会阴较紧时于下一次宫缩时做一较大的会阴侧切口，并嘱产妇屏气用力，使胎臀自然娩出。当胎儿娩出至脐部时，操作者双手拇指置于胎儿腿部，其余四指在骶部握住

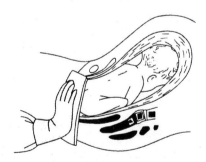

图 1-14-1　"堵臀"促软产道扩张

胎臀，于宫缩时握住胎体及双腿并轻轻牵引至双足脱出阴道口（图 1-14-2）。

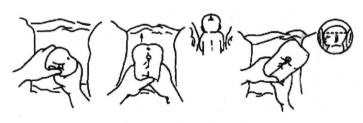

图 1-14-2　助娩下肢及臀部

3. 牵出胎体　用无菌治疗巾裹住胎体,随着宫缩轻轻向外、向下牵引并旋转至胎背向上,以利双肩径进入骨盆入口(图1-14-3)。

4. 牵出胎肩及上肢　继续牵引见肩胛下角露出后,将胎背转向一侧,使双顶径与骨盆出口前后径相一致。当牵引至腋窝露于耻骨弓下时,握住双足,上提躯干,使后肩及上肢娩出。然后将胎体放低,使前肩及另一上肢娩出。如上肢上举时,术者可一手伸入阴道内,下压胎儿肘窝处,向下向胸前方向用力使肘关节屈曲,使上肢沿胎儿面部及胸前滑下娩出(图1-14-4)。

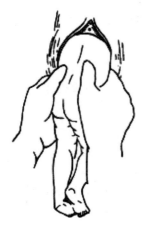
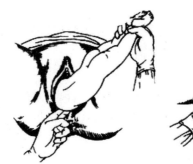
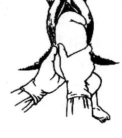

图1-14-3　牵出胎体　　　　　　　　　　图1-14-4　牵出胎肩及上肢

5. 牵出胎头　双肩娩出后,将胎儿背转向上,俯卧骑伏于术者左前臂上,使胎头矢状缝与骨盆出口前后径相一致。术者左中指伸入胎儿口内,食指和无名指分别放在两侧上颌处。右手中指抵住胎儿枕部,食指及无名指分别搭在两侧肩及锁骨部。两手协调用力,一面使胎头俯屈,一面沿产轴牵引胎头。当胎头枕部出现于耻骨联合下方时,将胎体向上抬起,胎儿之颏、口、鼻、额及顶部相继自会阴前缘娩出。助手注意保护会阴(图1-14-5)。

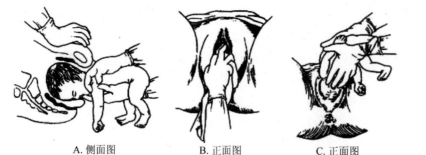
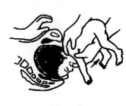

A.侧面图　　　　　B.正面图　　　　　C.正面图　　　　　D.侧面图

图1-14-5　牵出胎头

【注意事项】

1. 检查软产道有无损伤,会阴切开者有无延长撕裂伤,并及时缝合。

2. 注意按臀位分娩机制顺利牵出胎儿臀、肩、头,动作规范、轻柔。新生儿无窒息及损伤,软产道无撕裂伤。

3. 对产妇语言亲切,有爱心,能取得产妇的信任和合作。

4. 填写产时及手术记录。记录表填写规范,字迹清楚,内容完整。

【测试题】

一、单项选择题

1. 关于臀位第一产程处理,下列哪项错误 （　　）

A. 卧床休息,禁止灌肠,少做肛查

B. 勤听胎心音

C. 应剖宫产

D. 胎足小,易入盆,故脱出阴道口即可行牵引术,以防出现脐带脱垂

E. 破膜后应取头低足高

2. 关于臀位分娩中的处理,下列哪项正确 （　　）

A. 破膜后胎心变慢,不必内诊,立即三联治疗

B. 阴道口已见胎臀拨露,应快速结束分娩

C. 宫缩后破膜,见胎粪流出,提示胎儿宫内窘迫

D. "堵臀"时间越长越好

E. 从脐部露出至胎头娩出不应超过 8 分钟

3. 关于臀位,下列哪项正确 （　　）

A. 臀位是胎儿纵轴与母体纵轴呈垂直关系

B. 单臀先露是指胎儿髋关节及膝关节均呈伸直姿势

C. 初产妇臀位发生率高

D. 臀先露胎心位置多在母体脐上两侧最清楚

E. 臀位与前置胎盘无关

4. 臀位分娩中常发生的并发症有 （　　）

A. 宫缩乏力　　　　B. 新生儿窒息　　　　C. 产后出血

D. 胎膜早破　　　　E. 以上都是

二、填空题

1. 臀位在分娩中对胎儿的主要影响是可导致_____、_____及骨折、内脏损伤等。

2. 臀位助产过程与头位不同,是先牵出_____,继之牵出_____及_____,最后牵出_____。

3. 在牵引胎头时,胎儿应_____术者左前臂上,左手中指伸入_____,食指及无名指分别放在_____,右手中指抵住_____,食指与无名指分别放_____。

三、名词解释

臀位助产术

四、简答题

臀位分娩对母儿有哪些影响?

【参考答案】

一、选择题

1. D　2. E　3. D　4. E

二、填空题

1. 后出胎头困难　颅内出血

2. 下肢及臀部　胎体　胎肩和上肢　胎头

3. 俯卧骑伏于　胎儿口内　两侧上颌处　胎儿枕部　两侧肩及锁骨部

三、名词解释

臀位分娩时,当胎臀自然娩出至脐部后,胎肩及后出胎头由接产者协助娩出,称为臀位助产。

四、简答题

对产妇的影响:容易发生宫缩乏力致使产程延长,增加产后出血及产褥感染的机会;先露高低不平易引起胎膜早破,当宫颈内口痉挛时,强力牵引胎头,可造成子宫颈裂伤,甚至子宫下段破裂。

对胎儿的影响:因胎膜早破或脐带脱垂,而发生胎儿窘迫;因后出胎头困难导致颅内出血、锁骨骨折、臂丛神经损伤、内脏损伤、四肢长骨骨折,甚至因严重缺氧而窒息、死亡。

（苏晓敏）

十五、新生儿窒息复苏

【实训目的】

1. 掌握新生儿窒息的临床表现。

2. 掌握新生儿复苏的程序和步骤。

3. 熟练掌握人工呼吸及胸外心脏按压的方法。

4. 学会区分新生儿窒息的程度。能迅速判断复苏的效果,并决定下一步方案。

【实训时间】

助产专业8学时(操作及考核)。

【实训方式】

教师示教后,学生分2~4人一组,在教师指导下练习,同时多媒体循环播放这一操作的真实情景录像片,操作后学生书写实训报告。

【实训准备】

1. 操作者准备 着装规范,修剪指甲,清洁双手,戴口罩、帽子,备齐用物,携至新生儿辐射台旁。

2. 物品准备 新生儿复苏模型、新生儿辐射台、新生儿复苏气囊、肩垫、大小面罩、新生儿喉镜、新生儿低压吸引器、吸痰管、气管导管、胃管、血氧监护仪、听诊器、氧气、急救药品、毛巾和毯子。

【实训内容】

1. 开启新生儿辐射台 打开新生儿辐射台开关,预热新生儿包被,抢救用物摆放有序、合理。

2. 初步复苏

(1)最初评估:新生儿娩出后立即评估,主要包括:是否足月、羊水是否清亮、是否有呼吸或哭声、肌张力是否好,只要有1项是"否",即启动复苏程序。

(2)复苏:

1)保暖:新生儿娩出断脐后即放于辐射台保温区内保暖,拿走原盖在身上的湿毛巾。因地制宜采取保温措施,如用预热的毯子裹住新生儿以减少热量散失等。

2)体位:置新生儿头轻度伸仰位(鼻吸气位),新生儿仰卧,头略后仰,颈部适度仰伸;在其肩下垫布卷使肩抬高2~2.5cm。

3)清理呼吸道:

常规处理:在新生儿肩娩出前,助产士用手挤捏新生儿的面、颏部排出口鼻腔羊水及黏液;娩出后摆正体位,用吸球或吸管(孕28~32周选6号吸痰管,孕32~36周选8号吸痰管,>37孕周选10号吸痰管),先口咽后鼻腔清理羊水及分泌物。

羊水胎粪污染时处理:当羊水有胎粪污染时,无论胎粪是稠或稀,头部一旦娩出,可用大孔吸管(12号或14号)或吸球吸胎粪,先吸引口咽后鼻腔。新生儿娩出即评估新生儿有无活力:新生儿有活力时(强有力的呼吸、肌张力好、心率>100次/分),继续初步复苏;如无活力,即采用气管插管胎粪吸引管吸引方法清理呼吸道。

4）擦干：清理完呼吸道,迅速擦干身上的羊水（数秒钟内完成,毛巾最好预热）,擦过的毛巾应取走。

5）触觉刺激呼吸：适当的刺激方法是用手拍打或手指弹新生儿的足底或摩擦新生儿背部两次以诱发自主呼吸。

6）重新摆正体位。

7）评估：前述步骤要求 30 秒完成。评估心率、呼吸、肤色,耗时 6 秒,必要时监测血氧饱和度。

3. 呼吸支持　新生儿复苏有效：心率＞100 次/分、自主呼吸建立、皮肤黏膜转红,予支持护理;如未达预期效果进行下列处理。

（1）保暖：当呼吸正常,心率＞100 次/分,皮肤周围性青紫,给予保暖。

（2）常压给氧：当呼吸正常,心率＞100 次/分,皮肤中心性青紫,常压给氧。

（3）气囊面罩正压人工呼吸：如触觉刺激后无规律呼吸建立,或 60 次/分＜心率＜100 次/分,或持续中心性青紫,给予气囊面罩正压人工呼吸（图 1-15-1B 框）。

1）器械：自动充气气囊、复苏面罩（足月儿及早产儿型号不同）。预先检查气囊是否连接良好、有无漏气。

2）正压人工呼吸方法：面罩的安置应使其覆盖口、鼻,并使下巴下缘置于面罩边缘之内。捏气囊速率为 40～60 次/分,吸呼比率为 1：2。确定正压人工呼吸方法的有效性：胸廓随着进气而扩张,双肺闻及呼吸音。异常情况分析：如正压人工呼吸达不到有效通气,需检查面罩和面部之间的密闭性;是否有气道阻塞（可调整头位,清除分泌物,使新生儿的口张开）;气囊是否漏气。通常正压人工呼吸 5 次需评判其有效性,并矫正。

（4）评估：正压通气 30 秒后,评估心率、呼吸、肤色,耗时 6 秒,监测血氧饱和度。

4. 呼吸、循环支持　新生儿复苏有效：心率≥100 次/分,有自主呼吸,可逐步减少并停止正压人工呼吸。如未达预期效果,进行下列处理。

（1）如自主呼吸不充分,或 60 次/分＜心率＜100 次/分,继续用气囊面罩或气管导管实施正压人工呼吸。注意持续气囊面罩人工呼吸（＞2 分钟）可产生胃充盈,应常规插入胃管持续胃肠减压,以防止胃扩张及胃内容物吸入。

（2）如心率＜60 次/分,继续正压人工呼吸并开始胸外按压（图 1-15-1C 框）。

1）胸外按压的体位和部位：取仰卧位,颈部轻度仰伸,并正压呼吸。按压者靠近患儿,但不影响人工呼吸。按压部位在胸骨的下 1/3,即两乳头假想连线中点下缘。按压胸骨的力度不可太大。

2）操作步骤：①方法：有双指法和拇指法两种。②压力：按压深度为胸骨前后径 1/3（图 1-15-2）。③速度：胸外按压和人工呼吸配合,按压 3 次,人工呼吸 1 次,耗时 2 秒,每分钟 120 个动作。

（3）评估：正压通气加胸外按压 45～60 秒,其中评估心率、呼吸、肤色,耗时 6 秒。一般正压通气加胸外按压 25 个循环,评估 6 秒。

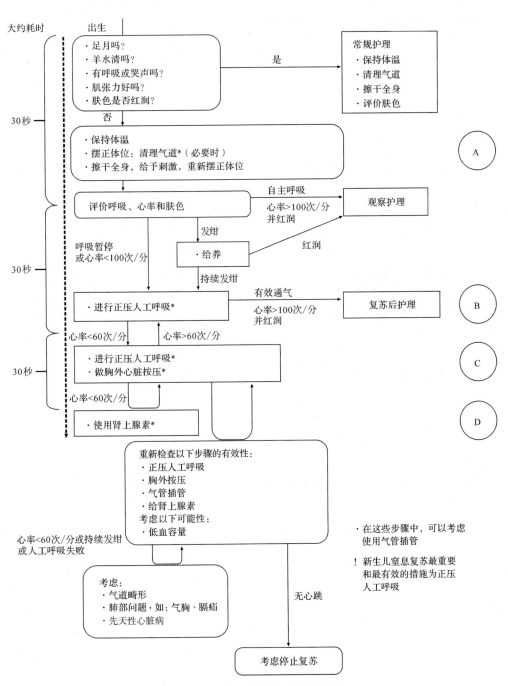

图 1-15-1 新生儿窒息复苏流程图

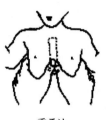

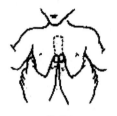
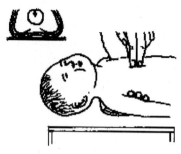

重叠法　　　　　　并列法

图 1-15-2　胸外心脏按压方法

5. **药物治疗**　如 60 次/分＜心率＜100 次/分,继续正压通气;如心率＜60 次/分,继续正压通气加胸外按压,并给予药物治疗(图 1-15-1D 框),适时给予肾上腺素、扩容剂、碳酸氢钠、纳洛酮等。继续正压通气加胸外按压 45～60 秒,通常 25 个循环,评估 6 秒。

【注意事项】

1. 正确选择面罩,以免过大可能伤及眼睛,过小不能充分覆盖口鼻。

2. 正压通氧的有效性在复苏中非常重要,正压通氧 2 分钟以上者需插入胃管。

3. 抢救过程中注意正确摆放新生儿体位。

4. 复苏抢救应评估迅速,复苏措施应选择正确,复苏操作应轻柔、准确、敏捷。

【练习题】

一、单项选择题

1. 关于新生儿窒息的描述不妥的是　　　　　　　　　　　　　　　　　　( )

A. 可因胎儿窘迫引起

B. 产时使用麻醉剂会造成新生儿窒息

C. 青紫窒息为轻度窒息

D. 苍白窒息,全身皮肤苍白,仅口唇呈暗紫色

E. 出生后 5 分钟 Apgar 评分≤5 分,新生儿窒息后遗症机会明显增加

2. 新生儿窒息复苏后护理不正确的措施是　　　　　　　　　　　　　　( )

A. 注意保暖　　　　　　　B. 间断给氧　　　　　　　C. 静脉补液维持营养

D. 观察患儿面色、呼吸、心率、体温、出入量　　　　　E. 尽早哺乳

3. 某新生儿,出生 1 分钟,心率 80 次/分,呼吸弱而不规则,全身皮肤青紫,四肢肌张力松弛,刺激咽喉无反应,该新生儿 Apgar 评分为　　　　　　　　　　　　( )

A. 1 分　　　　　　　　　B. 2 分　　　　　　　　　C. 3 分

D. 4 分　　　　　　　　　E. 5 分

4. 新生儿进行复苏时,下列措施首选的是　　　　　　　　　　　　　　( )

A. 正压通气　　　　　　　B. 清理呼吸道　　　　　　C. 吸氧

D. 人工呼吸　　　　　　　E. 胸外心脏按压

5. 复苏后的新生儿,助产士监护时需维持其肛温为　　　　　　　　　　( )

A. 20～22℃　　　　　　　B. 25～27℃　　　　　　　C. 28～30℃

D. 36.5～37℃　　　　　　E. 32～35℃

6. 新生儿经上述复苏后,检查心率为 50 次/分,应首选的处理措施是　　　（　　　）

A. 正压通气＋胸外按压　　B. 检查血压　　　　　C. 给予纳洛酮

D. 反复刺激　　　　　　　E. 血气分析

二、填空题

1. 新生儿窒息复苏初步快速评估的内容为＿＿＿＿＿、＿＿＿＿＿、＿＿＿＿＿和＿＿＿＿＿。

2. 每一复苏步骤的措施后需评估新生儿＿＿＿＿、＿＿＿＿、＿＿＿＿,再决定下一步骤的措施。

三、名词解释

新生儿窒息

四、简答题

简述新生儿窒息抢救的注意事项。

【参考答案】

一、单项选择题

1. E　2. E　3. C　4. B　5. D　6. A

二、填空题

1. 新生儿是否足月　羊水是否清亮　是否有呼吸或哭声　肌张力是否好

2. 呼吸　心率　肤色

三、名词解释

新生儿窒息是指新生儿出生后 1 分钟,只有心跳而无呼吸或未建立规律呼吸的缺氧状态。

四、简答题

新生儿窒息抢救的注意事项是:正确选择面罩,以免过大可能伤及眼睛、过小不能充分覆盖口鼻。正压通氧的有效性在复苏中非常重要,正压通氧 2 分钟以上者需插入胃管。抢救过程中注意正确摆放新生儿体位。复苏抢救应评估迅速,复苏措施应选择正确,复苏操作应轻柔、准确、敏捷。

（赵凤霞）

十六、新生儿体格检查

【实训目的】

1. 掌握新生儿出生时检查方法及其正常值。

2. 能识别新生儿有无异常。

3. 养成操作认真、负责的态度,树立对新生儿人文关怀的理念。

【实训时间】

护理专业 2 学时。助产专业 8 学时(操作及考核)。

【实训方式】

教师示教后,学生分 2~4 人一组,在教师指导下,利用新生儿的模型进行新生儿体格检查练习,同时多媒体循环播放这一操作的真实情景录像片,操作后学生记录检查结果并书写实训报告。

【实训准备】

1. 操作者准备 检查测量器是否损坏、刻度是否准确;向产妇说明检查的重要性和必要性,取得产妇的理解。设置好新生儿辐射台温度 35~36.5℃。操作者衣帽着装整洁,操作前洗手,站在新生儿前方或右侧。

2. 新生儿准备 新生儿脐带结扎完毕。

3. 物品准备 电子秤、皮尺、辐射台、新生儿记录单。

【实训内容】

1. 从接生者手中接过新生儿后直接测体重 电子秤调零(图 1-16-1)。新生儿和治疗巾一起放在电子秤上,新生儿保持安静的时候读取数字,以克(g)为计数单位,精确到 10g 或 50g(图 1-16-2)。

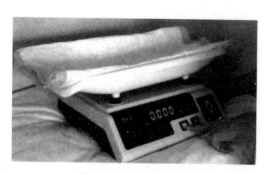

图 1-16-1　调节电子秤

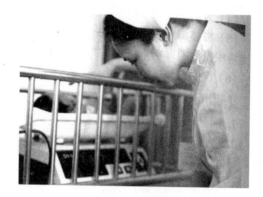

图 1-16-2　测量体重

2. 将新生儿置于辐射台,平卧位,头可以偏向一侧。

3. 从头到脚全面观察新生儿全身情况 比例是否正常,有无外观明显的畸形。

4. 测量头围 用左手拇指将软尺零点固定于头部右侧眉弓上缘处,软尺经枕骨粗隆(后脑勺最突出的一点)及左侧眉弓上缘回至零点,读取软尺与零点重合处的读数,以厘米

(cm)为计数单位,保留小数点后一位(图1-16-3)。

5. 测量胸围　用左手拇指将软尺零点固定于胸前右侧乳头下缘处,右手拉软尺绕经右侧后背,以两肩胛骨下角下缘为准,经左侧回到原点,读取软尺与零点重合处的读数,以厘米(cm)为计数单位,保留小数点后一位(图1-16-4)。

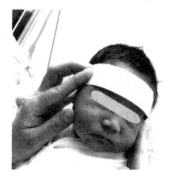
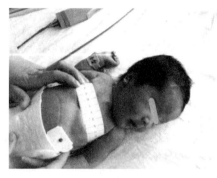

图1-16-3　测量头围　　　　　　　　　　　图1-16-4　测量胸围

6. 测量身长　将新生儿头顶部置于刻度尺顶端,将新生儿双腿尽量拉直,读取脚跟部所在处的读数,以厘米(cm)为计数单位,精确到1cm。

7. 检查全身皮肤有无瘀点(斑)、脱屑、色素沉着、水肿等,毛发有无异常。

8. 头颅　观察头颅大小、形状,前囟大小及紧张度、有无凹陷或隆起、有无产瘤和头皮血肿等。

9. 面部　观察有无特殊面容、眼距宽窄、鼻梁高低,注意双耳位置和形状等。

10. 眼、耳、鼻　观察有无眼睑下垂、眼球突出、结膜充血、眼分泌物、瞳孔大小及形状、耳廓形状及耳道是否通畅、鼻形、有无鼻翼翕动及鼻腔通气情况。

11. 口腔　观察舌头形状及舌系带及有无唇腭裂。

12. 颈部　注意气管位置等。

13. 胸部　注意有无胸部畸形等。

14. 腹部　注意有无膨隆、凹陷。

15. 脊柱和四肢　注意有无畸形,躯干和四肢比例,手指、脚趾有无畸形,关节是否活动等。

16. 会阴肛门和外生殖器　观察有无畸形(如先天性无肛门、尿道下裂、两性畸形),男孩睾丸有无下降阴囊、鞘膜有无积液等。

17. 为新生儿穿好衣服。

18. 清洗双手,填写检查记录。

19. 向产妇说明检查情况及应注意事项。

【注意事项】

1. 室内温暖,维持室温在25℃以上,操作台保持整洁,温度适宜。

2. 新生儿全身裸露,便于观察皮肤颜色、肢体活动和反应。

3. 操作者戴口罩、洗手,并保持手温暖。

4. 操作者动作轻柔,速度要快。

【练习题】

一、单项选择题

1. 关于评估新生儿是否有异常,下列哪项正确　　　　　　　　　　　　（　　）

A. 检查全身皮肤有无瘀点(斑)、脱屑、色素沉着、水肿

B. 观察头颅大小、形状、前囟大小及紧张度、有无凹陷或隆起、有无产瘤和头皮血肿

C. 注意脊柱和四肢有无畸形、躯干和四肢比例,手指、脚趾有无畸形,关节是否活动

D. 观察舌头形状及舌系带及有无唇腭裂

E. 以上都是

2. 关于新生儿身长、头围和胸围测量的注意事项,下列错误的是　　　　（　　）

A. 测量过程中要注意新生儿安全和保暖

B. 如小儿哭闹或出现异常呼吸,需把小儿强行固定住测量

C. 测量身长时应将新生儿双下肢尽量拉直

D. 测量头围时软尺应紧贴小儿皮肤,左右对称

E. 测量胸围时,注意左右对称,软尺轻轻接触皮肤

二、填空题

1. 测新生儿身长时将新生儿双腿尽量拉直,读取_____所在处的读数。

2. 给新生儿测量头围应将软尺的"0"点定于_____。

3. 给新生儿测量胸围应将软尺的"0"点定于_____。

三、简答题

简述给新生儿进行体格检查时的注意事项。

【参考答案】

一、单项选择题

1. E　2. B

二、填空题

1. 脚跟部

2. 新生儿头部右侧齐眉弓上缘处

3. 新生儿胸前右侧乳头下缘

三、简答题

给新生儿进行体格检查时的注意事项有以下几点:

1. 室内温暖,维持室温在25℃以上,操作台保持整洁,温度适宜。

2. 新生儿全身裸露,便于观察皮肤颜色、肢体活动和反应。

3. 操作者戴口罩、洗手,并保持手温暖。

4. 操作者动作轻柔,速度要快。

（陈　莺）

十七、新生儿沐浴

【实训目的】

1. 清洁新生儿皮肤,预防其皮肤感染。

2. 促进新生儿血液循环,活动肌肉和肢体,增进其舒适感。

3. 观察新生儿全身情况,尤其是皮肤情况。

【实训时间】

护理专业2学时。助产专业8学时(操作及考核)。

【实训方式】

教师示教后,学生分2~4人一组,在教师指导下利用新生儿的模型进行新生儿沐浴练习,同时多媒体循环播放这一操作的真实情景录像片,操作后学生记录并书写实训报告。

一、淋浴

【实训准备】

1. 操作者准备 关上室内门窗,调节至室温24~28℃、水温38~40℃。核对医嘱,向家长解释新生儿淋浴的过程,以取得配合。护士系上围裙,戴口罩,剪指甲、洗手。

2. 新生儿准备 测量新生儿体温是否正常,观察新生儿的精神状况及四肢活动度,选择在新生儿空腹状态下淋浴,核对新生儿手腕带。

3. 物品准备 毛巾、浴巾、衣服、尿布、沐浴露、液状石蜡、婴儿爽身粉等。淋浴池内放一头高足低的垫架,上置海绵垫,外包塑料布,上铺消毒垫子。将用物按顺序放好。

【实训内容】

1. 将新生儿置于沐浴台上,解开衣服,检查手圈(新生儿),核对姓名、床号,撤除尿布,脱去衣服。

2. 第一次洗澡的新生儿,用消毒纱布蘸消毒液状石蜡擦去皮肤上的胎脂。

3. 将新生儿抱至淋浴池垫架上,用小毛巾洗净脸部,然后冲湿头发及全身(用手掩盖耳孔),用手搓沐浴露成泡沫,擦在新生儿身上,先洗头、颈、上肢、腋下、躯干,最后洗腹股沟、臀部及下肢,用清水冲净(图1-17-1)。

4. 洗毕,将新生儿抱至沐浴台上,用大毛巾擦干全身,更换脐部敷料;在颈部、腋下和腹股沟等处扑婴儿爽身粉。

5. 兜好尿布,穿上衣服,检查手圈字迹是否清晰,脱落者补上,裹好包被,将新生儿抱送给母亲,详细记录护理单。

6. 用消毒液擦抹淋浴床垫,整理用物。

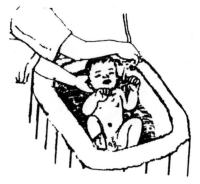

图1-17-1 淋浴

二、盆浴

【实训准备】

1. 操作者准备 核对医嘱,向家长解释新生儿盆浴的过程,以取得配合。关上室内门窗,调节室温至 24～28℃,护士系上围裙,戴口罩,剪指甲、洗手。

2. 新生儿准备 测量新生儿体温是否正常,观察新生儿的精神状况及四肢活动度,选择在新生儿空腹状态下盆浴,核对新生儿手腕带。

3. 物品准备 毛巾、浴巾、衣服、尿布、沐浴露、液状石蜡、婴儿爽身粉等。将用物按顺序放好。澡盆内放 1/2～2/3 温热水,水温 38～40℃(用前臂试水温,以不烫手为合适),另外,备用水罐内放 50～60℃ 热水备用。

【实训内容】

1. 检查手圈(新生儿),核对姓名、床号,脱去婴儿衣服(保留尿布),用大毛巾包裹婴儿全身。

2. 以左前臂托住婴儿背部,左手托住头部,将躯干、下肢挟于护理者腋下,移至盆边。

3. 用湿面巾擦眼(由内眦→外眦),更换面巾部位以同法擦另一眼,同法擦耳(由内向外)→前额→鼻梁→口周→面部,禁用肥皂。

4. 左手拇指和中指分别将双耳廓向前折,堵住外耳道口,以防止水流入耳内,右手将肥皂(或沐浴露)搓成泡沫涂于头发上,用清水冲洗擦干(图 1-17-2)。

5. 盆底铺垫一块毛巾,以免小儿滑动,解开大毛巾,去除尿布。

6. 将婴儿头枕在护理者左手腕上,左手握住其左肩关节,用右手握住小儿左髋关节使其臀部位于护理者前臂上,轻轻将婴儿举起放在浴盆内。

7. 用右手将肥皂(或沐浴露)搓成泡沫,按顺序洗颈下、腋下、臂、手、胸腹、背、腿、脚、会阴、臀部,边洗边冲净(图 1-17-3 及图 1-17-4)。

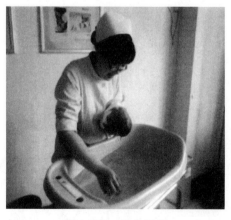
图 1-17-2　洗头面部

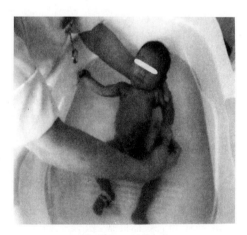
图 1-17-3　洗上肢

8. 洗毕,迅速将婴儿按放入水中的方法抱出,用大毛巾包裹全身并擦干水渍。

9. 行脐部护理(图 1-17-5)。

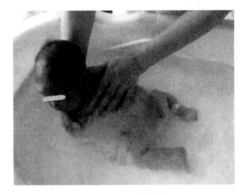

图 1-17-4　洗背部

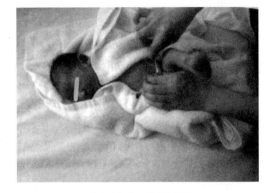

图 1-17-5　脐部护理

10. 从上到下检查全身各部位,皮肤皱褶处撒少许爽身粉。

11. 为新生儿臀部涂抹鞣酸软膏,垫上尿布,穿好衣服,必要时修剪指甲。将新生儿抱回病房。

12. 将新生儿放回婴儿床时,与母亲一起核对姓名、病历号、新生儿性别等内容。

13. 整理用物,洗手,记录新生儿皮肤及脐部情况。

【注意事项】

1. 动作轻快,注意保暖,减少暴露。防止婴儿受凉或损伤。

2. 勿使水流入耳、鼻,避免爽身粉进入眼内或吸入呼吸道。

3. 盆浴时,在冲洗过程中,护理者的左手应始终握牢小儿左肩处,只在洗背部时,左、右手交接小儿,使小儿头靠在护理者的右手臂上。

4. 注意观察皮肤情况。

5. 集中沐浴时,认真核对新生儿,避免抱错。

6. 新生儿沐浴最好在母亲床旁进行,可减少交叉感染概率,也有利于母亲学习新生儿沐浴方法,并可避免抱错新生儿。

【练习题】

一、单项选择题

1. 关于新生儿沐浴的好处,下列哪项正确　　　　　　　　　　　　　　　　　　（　　）

A. 清洁皮肤　　　　　　　B. 预防感染　　　　　　　C. 促进血液循环

D. 促进新陈代谢　　　　　E. 以上都是

2. 关于新生儿沐浴的注意事项,错误的是　　　　　　　　　　　　　　　　　　（　　）

A. 注意观察新生儿全身及四肢活动情况

B. 洗头时用手掩盖耳孔,防止水流入耳内

C. 动作轻柔敏捷,防止新生儿受凉和损伤

D. 淋浴洗腹部时,可以用水直接冲洗脐部

E. 扑爽身粉时,用手遮盖眼睛及呼吸道

二、填空题

1. 新生儿沐浴的水温是_____℃。

2. 勿使浴水流入_____、_____、_____,避免爽身粉进入_____、

_____或吸入_____。

3. 新生儿的沐浴方式主要有_____和_____两种。

三、简答题

简述新生儿盆浴的注意事项。

【参考答案】

一、单项选择题

1. E　2. D

二、填空题

1. 38～40

2. 耳　鼻　眼　口腔　眼　口　呼吸道

3. 淋浴　盆浴

三、简答题

新生儿盆浴的注意事项有以下几点：

1. 动作轻快，注意保暖，减少暴露，防止婴儿受凉或损伤。

2. 勿使水流入耳、鼻，避免爽身粉进入眼内或吸入呼吸道。

3. 盆浴时，在冲洗过程中，护理者的左手应始终握牢小儿左肩处，只在洗背部时，左、右手交接小儿，使小儿头靠在护理者的右手臂上。

4. 注意观察皮肤情况。

5. 集中沐浴时，认真核对新生儿，避免抱错。

6. 新生儿沐浴最好在母亲床旁进行，可减少交叉感染概率，也有利于母亲学习新生儿沐浴方法，并可避免抱错新生儿。

（陈　莺）

十八、新生儿抚触

【实训目的】

1. 促进新生儿体重增长。
2. 促进母婴情感交流。
3. 促进新生儿神经系统的发育,增加小儿应激能力和情商。
4. 促进新生儿免疫系统的完善,提高免疫力。
5. 促进新生儿睡眠。

【实训时间】

护理专业 2 学时。助产专业 8 学时(操作及考核)。

【实训方式】

教师示教后,学生分 2～4 人一组,在教师指导下利用新生儿的模型进行新生儿抚触练习,同时多媒体循环播放这一操作的真实情景录像片,操作后学生记录并书写实训报告。

【实训准备】

1. 操作者准备 布置一间温馨的新生儿抚触室,抚触时室温最好在 28℃ 以上,新生儿全裸时,应在可调温的操作台上进行,台面温度为 36～37℃。播放一些柔和的轻音乐。核对医嘱,携物品到新生儿床旁或接新生儿和母亲到抚触室。辨识新生儿,向母亲解释抚触的目的和过程,以取得配合。操作者衣帽整齐,洗手,剪指甲。

2. 新生儿准备 测量新生儿体温是否正常,观察新生儿的精神状况及四肢活动度,选择在新生儿空腹状态下盆浴,在新生儿清醒状态下才能进行抚触,核对新生儿手腕带。

3. 物品准备 抚触台、电视、DVD、宣教光盘、新生儿抚触油。

【实训内容】

1. 打开新生儿衣被,适当保暖。
2. 抚触者将润肤露倒在手中,揉搓双手温暖后开始抚触。
3. 抚触头面部
(1) 两拇指指腹从眉间向两侧推(图 1-18-1A、B)。
(2) 两拇指从下颌部中央向两颊以上滑行,使上下唇形成微笑状(图 1-18-1C)。
(3) 一手托头,用另一手的指腹从前额发际抚向脑后,最后食指、中指分别抚在耳后乳突部;换手,同法抚触另半侧部头(图 1-18-1D)。
4. 抚触胸部 两手分别从胸部的外下方(两侧肋下缘)向对侧上方交叉推进,至两侧肩部,在胸部划一个大的交叉,避开新生儿的乳头(图 1-18-2)。
5. 抚触腹部 食指、中指依次从新生儿的右下腹至上腹向左下腹移动,呈顺时针方向画半圆,避开新生儿的脐部和膀胱(图 1-18-3)。

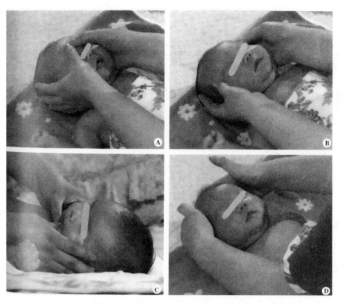

图 1-18-1　抚触头面部(步骤 A、B、C、D)

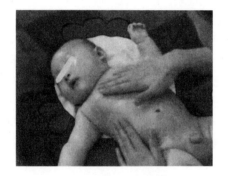

图 1-18-2　抚触胸部

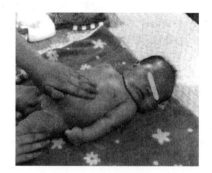

图 1-18-3　抚触腹部

6. 抚触四肢

(1) 两手交替抓住新生儿的一侧上肢,从上臂至手腕轻轻滑行。然后,在滑行的过程中,从近端向远端分段挤捏(图 1-18-4)。对侧做法相同。

(2) 双下肢做法同上肢(图 1-18-5)。

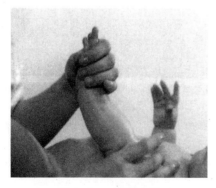

图 1-18-4　抚触上肢

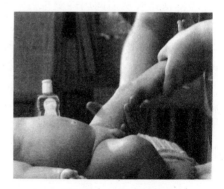

图 1-18-5　抚触下肢

7. 抚触背部　以脊椎为中分线,双手放于背部上端,与脊椎成直角,由中间向两侧同时移动双手至侧胸部,重复进行,部位逐渐下移至臀部,最后由头顶沿脊椎摸至骶部(图 1-18-6A、B)。

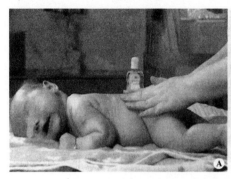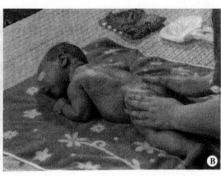

图 1-18-6　抚触背部(步骤 A、B)

8. 为新生儿穿衣,将新生儿放回婴儿床时,与母亲一起核对姓名、病历号、新生儿性别等内容。

9. 整理用物,洗手,记录新生儿皮肤情况及抚触时间。

【注意事项】

1. 出生 24 小时后的新生儿可开始抚触。

2. 根据小儿状态决定抚触时间,一般时间为 10～15 分钟,抚触进行到任何阶段,如新生儿出现哭闹、肌张力提高、神经兴奋性增加及肤色变化等反应时,应暂缓抚触,如持续 1 分钟以上应完全停止抚触。

3. 抚触用力要适当,使小儿皮肤微红即可。

4. 抚触者和新生儿需进行语言和情感交流。

5. 整套动作要连贯熟练,每个部位的动作重复 4～6 次。

【练习题】

一、单项选择题

1. 关于新生儿抚触的好处,下列哪项正确　　　　　　　　　　　　　　(　)

A. 促进新生儿体重增长　　　　　　　　　　B. 促进母婴情感交流

C. 促进新生儿神经系统的发育　　　　　　　D. 促进新生儿睡眠

E. 以上都是

2. 关于新生儿沐浴的注意事项,错误的是　　　　　　　　　　　　　　(　)

A. 出生以后要 3 天后才可以开始抚触

B. 根据小儿状态决定抚触时间

C. 抚触用力要适当,使小儿皮肤微红即可

D. 抚触者和新生儿需进行语言和情感交流

E. 整套动作要连贯熟练

二、填空题

1. 新生儿抚触的顺序应该是抚触_____、_____、_____、_____和_____。

2. 出生后_____小时的新生儿可以开始抚触。

3. 新生儿的抚触时间一般为_____到_____分钟。

三、名词解释

新生儿抚触

四、简答题

简述新生儿抚触的注意事项。

【参考答案】

一、单项选择题

1．E　2．A

二、填空题

1．头面部　胸部　腹部　四肢　背部

2．24

3．10　15

三、名词解释

新生儿抚触是通过抚触者的双手对新生儿的皮肤各部位进行有次序、有手法技巧的抚触，以达到促进新生儿生长发育的目的。

四、简答题

新生儿抚触的注意事项有：

1．出生 24 小时后的新生儿可开始抚触。

2．根据小儿状态决定抚触时间，一般时间为 10～15 分钟，抚触进行到任何阶段，如新生儿出现哭闹、肌张力提高、神经兴奋性增加及肤色变化等反应时，应暂缓抚触，如持续 1 分钟以上应完全停止抚触。

3．抚触用力要适当，使小儿皮肤微红即可。

4．抚触者和新生儿需进行语言和情感交流。

5．整套动作要连贯熟练，每个部位的动作重复 4～6 次。

（陈　莺）

十九、产后外阴清洁消毒

【实训目的】

1. 掌握会阴擦(冲)洗、消毒的目的、适应证及操作方法。

2. 养成操作认真、负责的态度,树立对产妇人文关怀的理念。

【实训时间】

护理专业 2 学时。助产专业 4 学时(操作及考核)。

【实训方式】

教师示教后,学生分 2~4 人一组,在教师指导下,利用会阴消毒模型进行练习,同时多媒体循环播放这一操作的真实情景录像片,操作后学生记录并书写实训报告。

【实训准备】

1. 操作者准备 衣帽穿戴整洁、洗手、戴口罩;向产妇说明外阴清洁、消毒的重要性,取得产妇配合,注意保护产妇隐私,注意环境温度;清洗双手,站立于产妇右侧。

2. 产妇准备 排空膀胱,仰卧于病床(治疗床);协助脱去裤腿,双膝屈曲分开,充分暴露外阴部。

3. 物品准备 有盖敷料缸(0.5%碘附棉球、干棉球、干纱布)、持物钳、无齿镊子(置于盛消毒溶液的广口瓶内)、臀垫、便盆、产妇模型。

【实训内容】

1. 嘱产妇抬高臀部,便盆或臀垫放于臀下。

2. 外阴消毒:长镊子夹取 0.5%碘附棉球,按自上而下,先中间后周围的顺序(小、大阴唇→阴阜→两侧大腿内侧上 1/3→会阴→臀部→肛门)擦洗消毒外阴部(每擦洗一个部位后换一个棉球,共消毒 3 遍,每遍范围逐渐缩小)(图 1-19-1)。

3. 如有伤口,根据伤口有无感染决定消毒顺序。

4. 用纱布擦干外阴,按自上而下,先中间后周围的顺序(小、大阴唇→阴阜→两侧大腿内侧上 1/3→会阴→臀部→肛门)。

5. 嘱产妇抬高臀部,取出便盆或臀垫;臀下垫消毒巾。

6. 清理用物,放归原处。

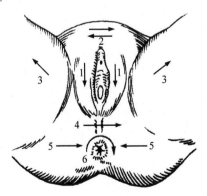

图 1-19-1 外阴消毒顺序

【注意事项】

1. 准备物品齐全,产妇及操作者准备符合要求。

2. 冲洗及消毒顺序、范围正确。

3. 消毒面完全,无遗漏,无菌观念符合要求。

4. 操作后物品清洗整理完好,能归还原处,安放有序。

5. 操作熟练、认真、仔细;服务态度好,关心体贴产妇,与产妇配合好。

【练习题】

一、单项选择题

1. 目前常用的外阴消毒溶液是 （ ）

A. 2.5%碘酒　　　　　　B. 75%乙醇　　　　　　C. 10%肥皂液

D. 1%甲紫　　　　　　　E. 0.5%碘附

2. 产后感染护理问题的相关因素是 （ ）

A. 与分娩后机体抵抗力下降、子宫胎盘创面存在,以及会阴侧切伤口有关

B. 与产程延长、产后贫血、产后虚弱因素有关

C. 与产后活动减少、肠蠕动减少、软产道损伤有关

D. 与子宫收缩不良,胎盘、胎膜残留有关

E. 与凝血机制异常有关

3. 会阴切开的最佳时机是 （ ）

A. 胎头拨露时(估计胎儿娩出前 5~10 分钟)

B. 估计胎儿娩出前 10~15 分钟

C. 估计胎儿娩出前 1 小时

D. 宫口开全后

E. 胎头着冠时

4. 下列哪项不是会阴切开指征 （ ）

A. 胎儿窘迫　　　　　　B. 初产妇臀位分娩　　　　　　C. 早产

D. 外阴水肿　　　　　　E. 漏斗骨盆

5. 关于会阴切开术,下列哪项正确 （ ）

A. 术后第二天结扎处发红是正常现象

B. 有感染现象应全身用抗生素,延期拆线

C. 切开后用全层一次缝合有利于止血和愈合

D. 正中切开比侧斜切开优点多

E. 以上均不正确

二、填空题

1. 分娩后外阴有轻度水肿,产后_____天自行消退。

2. 分娩后会阴有轻度撕裂伤,或有会阴侧切缝合后,均可在_____天内愈合。

3. 当胎头_____使会阴_____紧张时,开始保护会阴。

三、名词解释

1. 会阴

2. 分娩

四、简答题

简述产后外阴消毒的范围。

【参考答案】

一、单项选择题

1．E　2．A　3．A　4．E　5．E

二、填空题

1．2～3

2．4～5

3．拨露　后联合

三、名词解释

1．阴道口与肛门之间的软组织，厚3～4cm，由外向内逐渐变窄呈楔形，又称产科会阴。

2．妊娠满28周及其以后，胎儿及其附属物由母体全部娩出的过程。

四、简答题

上至阴阜，两侧至大腿内侧上1/3，下至臀部、肛门，中间小、大阴唇、会阴。

（姚慧娇）

二十、产后会阴湿热敷

【实训目的】

1. 掌握会阴湿热敷的目的、适应证、操作前准备及操作方法。

2. 养成操作认真、负责的态度，树立对产妇人文关怀的理念。

【实训时间】

护理专业 2 学时。助产专业 4 学时（操作及考核）。

【实训方式】

教师示教后，学生分 2～4 人一组，在教师指导下，利用模型进行会阴湿热敷练习，同时多媒体循环播放这一操作的真实情景录像片，操作后学生记录并书写实训报告。

【实训准备】

1. 操作者准备 戴口罩、工作帽，穿清洁工作服；向产妇说明会阴湿热敷的重要性，取得产妇配合；病室整洁，温度 22～24℃，关闭门窗，遮挡屏风，注意保护产妇隐私；清洗双手，站立于产妇右侧。

2. 产妇准备 排空膀胱，仰卧于病床（治疗床）；协助脱去裤腿，双膝屈曲分开，充分暴露外阴部。

3. 物品准备 水温计、治疗碗 1 个（内放 50% 硫酸镁溶液浸湿纱布 1 块）、无菌镊子 2 把、一次性手套、臀垫、棉垫、会阴擦洗包、热水袋（45～50℃）、便盆、产妇模型。

【实训内容】

1. 嘱产妇抬高臀部，将治疗巾及便盆放于臀下。

2. 戴手套后打开会阴擦洗包，用无菌镊子夹取 0.5% 的碘附棉球行会阴擦洗，擦洗顺序按自上而下、先中间后周围的顺序（小、大阴唇→阴阜→两侧大腿内侧上 1/3→会阴→臀部→肛门）。

3. 会阴擦洗后用纱布擦干会阴，按自上而下、先中间后周围的顺序（小、大阴唇→阴阜→两侧大腿内侧上 1/3→会阴→臀部→肛门）。

4. 嘱产妇抬高臀部，取出便盆或臀垫；臀下垫消毒会阴垫。

5. 将浸湿的纱布抖开，敷于外阴（图 1-20-1），外阴覆盖棉垫（图 1-20-2），将热水袋置于外阴部（图 1-20-3）。

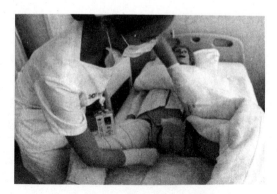

图 1-20-1 湿纱布敷于外阴

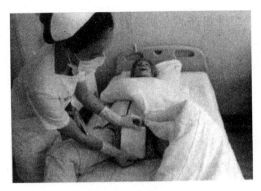

图 1-20-2　覆盖棉垫

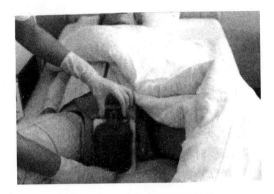

图 1-20-3　热水袋敷于棉垫外

6. 湿热敷 15～20 分钟后，取下热水袋及纱布。

7. 热敷完毕，更换清洁会阴垫并整理床铺。

8. 清理用物，放归原处。

9. 向产妇说明消毒情况及应注意事项。

【注意事项】

1. 准备物品齐全，产妇及操作者准备符合要求。

2. 操作时注意保暖和遮挡。

3. 严格无菌操作。

4. 操作过程中注意观察会阴切口和会阴肿胀情况，发现异常及时告知医生，遵医嘱给予相应处理。

5. 热敷面积应是病损范围的 2 倍，湿热敷的温度一般为 41～48℃或以自我感觉舒适为宜，防止烫伤。湿热敷时间为 30 分钟。

6. 对休克、虚脱、昏迷及感觉不敏感的产妇尤应警惕烫伤。

7. 操作熟练、认真、仔细；服务态度好，关心体贴产妇，与产妇配合好。

【练习题】

一、单项选择题

1. 护士在为患者做会阴湿热敷时，下列正确的是　　　　　　　　　　（　　）

A. 热敷溶液的温度为 51～58℃

B. 热敷面积与病损面积大小等同

C. 热敷时间为 15～30 分钟

D. 热敷后再行会阴擦洗

E. 热敷前后都不需要行会阴擦洗

2. 产后会阴侧切伤口水肿严重者局部可用　　　　　　　　　　　　　（　　）

A. 50%硫酸镁热敷　　　　B. 50%硫酸镁冷敷　　　　C. 75%酒精湿敷

D. 95%酒精湿敷　　　　　E. 2.5%碘附

3. 患者女性，从分娩后第 2 天起，持续 3 天体温 37.8℃左右；子宫收缩好，无压痛；会阴伤口红肿、疼痛；恶露淡红色，无臭味；双乳软，无硬节。发热的原因最可能是　　（　　）

A. 乳腺炎　　　　　　　　B. 会阴伤口感染　　　　　C. 产褥感染

　　D. 上呼吸道感染　　　　　　　E. 乳头皲裂

　　4. 关于产褥期会阴护理叙述错误的是　　　　　　　　　　　　　　　　（　　）

　　A. 保持外阴清洁

　　B. 每日用消毒液擦洗外阴

　　C. 嘱产妇健侧卧位

　　D. 会阴伤口红肿者,可局部紫外线照射

　　E. 会阴伤口愈合不佳者可行坐浴

　　5. 产后会阴轻度水肿一般需要几天自行消退　　　　　　　　　　　　　（　　）

　　A. 1～2 天　　　　　　　B. 2～3 天　　　　　　　C. 3～4 天

　　D. 4～5 天　　　　　　　E. 1 周左右

　　二、填空题

　　1. 产后坐浴时高锰酸钾与水的浓度为＿＿＿＿＿,水温约为＿＿＿＿＿℃左右,每次＿＿＿＿＿分钟。

　　2. 保护会阴目的是,防止分娩时发生＿＿＿＿＿裂伤及＿＿＿＿＿松弛,导致日后发生阴道前后壁膨出或子宫脱垂。

　　三、名词解释

　　1. 产褥期

　　2. 产褥感染

　　四、简答题

　　简述会阴湿热敷护理要点。

　　【参考答案】

　　一、单项选择题

　　1. C　2. B　3. B　4. D　5. B

　　二、填空题

　　1. 1∶5000　40　15～30

　　2. 严重会阴　盆底软组织

　　三、名词解释

　　1. 从胎盘娩出至产妇全身各器官(除乳腺外)恢复或接近正常非孕状态所需的时间,一般为 6 周。

　　2. 指分娩时及产褥期生殖道受病原体侵袭,引起局部或全身的感染。

　　四、简答题

　　会阴湿热敷护理要点主要有:

　　(1) 应该在会阴擦洗、清洁外阴局部伤口的污垢后进行。

　　(2) 湿热敷的温度一般在 41～48℃。

　　(3) 湿热敷的面积应是病损范围的 2 倍。

　　(4) 定期检查热水袋的完好性,防止烫伤,对休克、虚脱、昏迷及术后感觉不灵敏的产妇应特别注意。

　　(5) 在热敷的过程中,护士应随时评价热敷的效果,并为产妇提供一切的生活护理。

　　　　　　　　　　　　　　　　　　　　　　　　　　　　　　　　　　　(姚慧娇)

二十一、产后会阴冷敷

【实训目的】

1. 掌握会阴冷敷的目的、适应证、操作前准备及操作方法。

2. 养成操作认真、负责的态度,树立对产妇人文关怀的理念。

【实训时间】

护理专业 2 学时。助产专业 4 学时(操作及考核)。

【实训方式】

教师示教后,学生分 2～4 人一组,在教师指导下,利用模型进行练习,同时多媒体循环播放这一操作的真实情景录像片,操作后学生记录并书写实训报告。

【实训准备】

1. 操作者准备　病室整洁,温度 22～24℃,关闭门窗,遮挡屏风。向产妇说明会阴冷敷的重要性,取得产妇配合,注意保护产妇隐私。戴口罩、工作帽,穿清洁工作服,清洗双手,站立于产妇右侧。

2. 产妇准备　排空膀胱,仰卧于病床(治疗床);协助脱去裤腿,双膝屈曲分开,充分暴露外阴部。

3. 物品准备　水温计、治疗碗 1 个(内放 50% 硫酸镁溶液浸湿纱布 5 块)、无菌镊子 2 把、一次性手套、臀垫、棉垫、无菌会阴垫、会阴擦洗包、便盆、产妇模型。

【实训内容】

1. 嘱产妇抬高臀部,将治疗巾及便盆放于臀下。

2. 戴手套后打开会阴擦洗包,用无菌镊子夹取 0.5% 的碘附棉球行会阴擦洗,清洁局部,擦洗顺序按自上而下、先中间后周围的顺序(小、大阴唇→阴阜→两侧大腿内侧上 1/3→会阴→臀部→肛门)。

3. 会阴擦洗后用纱布擦干会阴,按自上而下、先中间后周围的顺序(小、大阴唇→阴阜→两侧大腿内侧上 1/3→会阴→臀部→肛门)。

4. 嘱产妇抬高臀部,取出便盆或臀垫;臀下垫无菌会阴垫。

5. 将浸湿的纱布抖开,敷于外阴(同"二十、会阴湿热敷中湿纱布敷外阴")。

6. 敷 30 分钟后,取下纱布。

7. 冷敷完毕,更换清洁会阴垫并整理床铺。

8. 清理用物,放归原处。

9. 向产妇说明消毒情况及应注意事项。

【注意事项】

1. 准备物品齐全,产妇及操作者准备符合要求。

2. 操作时注意遮挡。

3. 严格无菌操作。

4. 操作过程中注意观察会阴切口和会阴肿胀情况,发现异常及时告知医生,遵医嘱给予相应处理。

5. 冷敷面积应是病损范围的 2 倍,冷敷的温度一般为 20～25℃或以自我感觉舒适为宜,防止受凉。冷敷时间为 30 分钟,每天 2～3 次。

6. 操作熟练、认真、仔细;服务态度好,关心体贴产妇,与产妇配合好。

【练习题】

一、单项选择题

1. 护士在为患者做会阴冷敷时,错误的是 ( )

A. 冷敷溶液的温度为 20～25℃ B. 冷敷每天 2～3 次

C. 冷敷时间为 30 分钟 D. 冷敷前先行会阴擦洗

E. 冷敷前后都不需要行会阴擦洗

2. 产后会阴冷敷常用 ( )

A. 50％硫酸镁 B. 1％碳酸氢钠溶液 C. 75％酒精

D. 1∶5000 高锰酸钾 E. 2.5％碘附

3. 会阴轻度撕裂或会阴侧切缝合后,多在产后几日内愈合 ( )

A. 1～2 天 B. 2～3 天 C. 3～5 天

D. 5～6 天 E. 1 周左右

4. 不属于产褥期生理变化的是 ( )

A. 分娩后 2～3 天乳汁开始分泌

B. 产后 24 小时内体温 38.5℃

C. 产后脉搏 60～70 次/分

D. 子宫体 6 周恢复到正常大小

E. 产褥期白细胞 $15 \times 10^9 / L$

二、填空题

1. 高锰酸钾坐浴,一般需要从产后_____天开始。

2. 产妇如接受会阴切开,其产后的卧位应朝向_____,以免恶露浸渍伤口。

3. 恶露分为_____、_____、_____。

三、名词解释

1. 产后宫缩痛

2. 恶露

四、简答题

简述产后会阴护理要点。

【参考答案】

一、单项选择题

1. E 2. A 3. C 4. B

二、填空题

1. 7～10

2. 会阴伤口对侧

3. 血性 浆液性 白色

三、名词解释

1. 产褥早期因宫缩引起的下腹部阵发性疼痛,称产后宫缩痛。

2．产后随子宫蜕膜（特别是胎盘附着处蜕膜）的脱落，含有血液、坏死蜕膜组织及宫颈黏液的液体经阴道排出，称恶露。

四、简答题

产后会阴护理要点如下：

1．产后1周内，每日用1∶5000高锰酸钾或1∶2000苯扎溴胺或0.5％碘附冲洗外阴2次。

2．取健侧（会阴切口的对侧）卧位，一般3～5天拆线。

3．会阴肿胀，用95％乙醇或50％硫酸镁湿热敷或冷敷。

4．伤口感染化脓，提前拆线引流，抗生素治疗，产后1周以上，1∶5000高锰酸钾开水坐浴，每日2～3次。

5．会阴切口疼痛或有肛门坠胀感，及时配合医生检查，排除阴道壁及会阴血肿。

（姚慧娇）

二十二、母乳喂养指导

【实训目的】

促进母乳喂养成功,满足新生儿生长发育的需要,促进产妇康复。

【实训时间】

护理专业 2 学时。助产专业 8 学时(操作及考核)。

【实训方式】

教师示教后,学生分 2~4 人一组,在教师指导下,利用新生儿的模型进行母乳喂养练习,同时多媒体循环播放这一操作的真实情景录像片,操作后学生记录并书写实训报告。

【实训准备】

1. 操作者准备 操作者衣帽整齐,洗手;携用物至产妇床旁,辨识母婴,向产妇讲解母乳喂养的好处,取得产妇配合;病室整洁,室温 22~24℃,关闭门窗。

2. 产妇准备 衣服宽松或者穿哺乳衣方便哺乳,哺乳前可热敷乳房,同时清洁乳头。

3. 物品准备 脚凳,软枕。

【实训内容】

1. 指导母亲取舒适体位

(1)坐位哺乳姿势:母亲座椅的高度要合适,用一个软垫或枕头放在母亲的背后,让母亲肩部放松。如果椅子较高,在母亲脚下可放一小凳,或在膝上放一软枕,帮她将新生儿托高些,使母亲喂奶时身体不必前倾(图 1-22-1)。

(2)卧位哺乳姿势:母亲侧卧与床面呈 90°,后背垫一软枕,下方的手臂抬起放于枕旁(图 1-22-2)。

2. 指导母亲正确托起乳房的方法 母亲将拇指与其余四指分别放于乳房上、下方,呈"C"形托起整个乳房。食指支撑着乳房基底部,靠在乳房下的胸壁上,大拇指放在乳房的上方,两个手指可以轻压乳房,改善乳房形态,使孩子容易含接(图 1-22-3)。

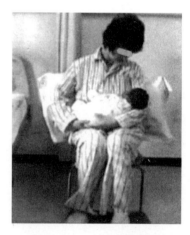

图 1-22-1 坐位哺乳姿势

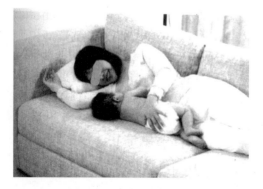

图 1-22-2 卧位哺乳姿势

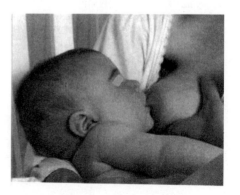

图 1-22-3 "C"形托起乳房

3. 指导母亲可根据自己的喜好选择不同的抱奶姿势,如环抱式(图 1-22-4)、交叉式(图 1-22-5)、橄榄球式(图 1-22-6)。

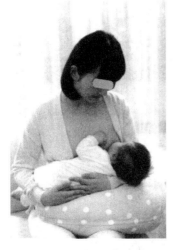 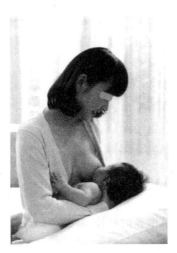 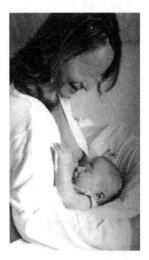

图 1-22-4　环抱式　　　　　图 1-22-5　交叉式　　　　　图 1-22-6　橄榄球式

4. 向母亲宣教抱奶体位的四个要点:
(1) 新生儿的头及身体应呈一直线。
(2) 新生儿的脸对着母亲乳房,鼻子对着乳头。
(3) 母亲抱着新生儿贴近自己。
(4) 母亲要托着新生儿的头颈部、肩部和臀部。
5. 告知产妇新生儿含接姿势正确的判断要点:

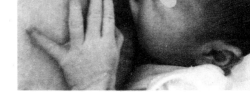

(1) 嘴张得很大。
(2) 下唇向外翻。
(3) 舌头呈勺状环绕乳晕。
(4) 面颊鼓起呈圆形。
(5) 新生儿口腔上方有更多的乳晕。
(6) 慢而深地吸吮,有时突然暂停。
(7) 能看或听到吞咽(图 1-23-7)。

图 1-22-7　新生儿含接姿势

【注意事项】

1. 在母乳喂养过程中,母亲应面对面注视新生儿,通过目光、语言、抚摸等与新生儿进行情感交流。

2. 母亲在喂奶时要保持清醒状态,避免乳房堵塞新生儿鼻孔造成窒息。

3. 母亲如感觉乳头疼痛,需及时纠正抱奶体位及新生儿含接姿势。

4. 母亲在喂奶时不要用手按压新生儿头部。

5. 吸空一侧乳房后再吸另一侧,每次哺乳让婴儿吸空乳汁,乳汁过多不能吸尽者,应将余乳挤出。

6. 哺乳结束时,用食指轻轻向下按压婴儿下颌拉出乳头。避免在口腔负压情况下拉出乳头而引起局部疼痛或损伤。

7. 每次哺乳后,将婴儿抱起轻拍背部1~2分钟,排出胃内空气,以防溢奶。

【练习题】

一、单项选择题

1. 关于抱奶体位的要点,下列哪项是正确的 （　　）

A. 新生儿的头及身体应呈一直线

B. 新生儿的脸对着母亲乳房,鼻子对着乳头

C. 母亲抱着新生儿贴近自己

D. 母亲要托着新生儿的头颈部、肩部和臀部

E. 以上都是

2. 关于新生儿含接姿势正确的判断要点,正确的是 （　　）

A. 嘴张得很大　　　　　B. 下唇向外翻　　　　　C. 舌头呈勺状环绕乳晕

D. 面颊鼓起呈圆形　　　E. 以上都是

3. 关于母乳喂养的注意事项,错误的是 （　　）

A. 母亲在喂奶时要保持清醒状态,避免乳房堵塞新生儿鼻孔造成窒息

B. 母亲如感觉乳头疼痛,需及时纠正抱奶体位及新生儿含接姿势

C. 母亲在喂奶时要用手按压新生儿头部

D. 在母乳喂养过程中,母亲应面对面注视新生儿

E. 哺乳结束时,用食指轻轻向下按压婴儿下颏取出乳头

二、填空题

1. 抱奶姿势有_____、_____、_____。

2. 哺乳姿势基本有_____和_____两种。

三、名词解释

纯母乳喂养

四、简答题

试述母乳喂养的注意事项。

【参考答案】

一、单项选择题

1. E　2. E　3. C

二、填空题

1. 环抱式　交叉式　橄榄球式

2. 坐位　卧位

三、名词解释

指婴儿从出生至产后6个月,除给母乳外不给婴儿其他食品及饮料,包括水(除药品、维生素、矿物质外)。

四、简答题

母乳喂养的注意事项有以下几点:

(1) 在母乳喂养过程中,母亲应面对面注视新生儿,通过目光、语言、抚摸等与新生儿进行情感交流。

（2）母亲在喂奶时要保持清醒状态,避免乳房堵塞新生儿鼻孔造成窒息。

（3）母亲如感觉乳头疼痛,需及时纠正抱奶体位及新生儿含接姿势。

（4）母亲在喂奶时不要用手按压新生儿头部。

（5）吸空一侧乳房后再吸另一侧,每次哺乳让婴儿吸空乳汁,乳汁过多不能吸尽者,应将余乳挤出。

（6）哺乳结束时,用食指轻轻向下按压婴儿下颏取出乳头。避免在口腔负压情况下拉出乳头而引起局部疼痛或损伤。

（7）每次哺乳后,将婴儿抱起轻拍背部1~2分钟,排出胃内空气,以防溢奶。

（陈　莺）

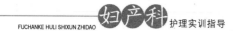

二十三、产后异常乳头纠正

【实训目的】

1. 掌握产后异常乳头纠正的目的、适应证、操作前准备及操作方法。

2. 养成操作认真、负责的态度,树立对孕产妇人文关怀的理念。

【实训时间】

护理专业 2 学时。助产专业 4 学时(操作及考核)。

【实训方式】

教师示教后,学生分 2～4 人一组,在教师指导下,利用模型进行练习,同时多媒体循环播放这一操作的真实情景录像片,操作后学生记录并书写实训报告。

【实训准备】

1. 操作者准备 操作者戴口罩、工作帽,穿清洁工作服,清洗双手;携用物至产妇床旁,向产妇说明异常乳头纠正的重要性,取得产妇配合;病室整洁,室温 22～24℃,关闭门窗,注意保护产妇隐私。

2. 产妇准备 排空膀胱,衣着宽松,取舒适体位,坐位或卧位。

3. 物品准备 脸盆、温开水、小毛巾、无菌手套、吸乳器或空针筒。

【实训内容】

1. 清洗乳头 用干净小毛巾蘸温开水清洁乳头。

2. 乳头伸展练习 将两拇指平行地放在乳头两侧,慢慢地由两侧外方拉开,牵拉乳晕皮肤及皮下组织,使乳头向外突出。随后将两拇指分别放在乳头上、下侧,由乳头向上、下纵行拉开。此练习重复多次,做满 5 分钟,每日 2 次(图 1-23-1)。

3. 乳头牵拉练习 用一手托乳房,另一手的拇指和中、食指抓住乳头向外牵拉,重复 10～20 次,每日 2 次(图 1-23-2)。

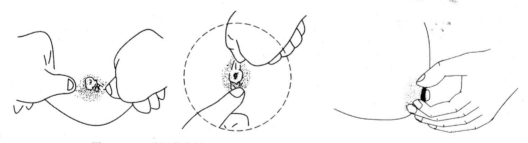

图 1-23-1 平坦乳头纠正法　　　　　1-23-2 内陷乳头纠正法

4. 吸引乳头 使用吸乳器或用空针筒抽吸,利用负压吸引作用使乳头突出,重复 10～20 次,每日 2 次(图 1-23-3)。

5. 哺乳顺序 哺乳时先吸吮凹陷的一侧,因为此时婴儿的吸吮力强,易吸住乳头和大部分乳晕。

6. 配置乳头罩 从妊娠 7 个月起佩戴,对乳头周围组织起稳定作用。

7. 清理用物,放归原处。

8. 向产妇说明乳头纠正方法及应注意事项,向产妇及家属宣传母乳喂养的重要性。

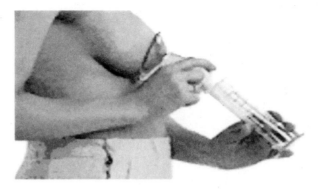

图 1-23-3 空针筒抽吸乳头

【注意事项】

1. 准备物品齐全,产妇及操作者准备符合要求。

2. 操作时注意保暖和遮挡。

3. 操作过程中注意观察产妇的反应,如有不适,及时调整或停止操作。

4. 操作熟练、认真、仔细;服务态度好,关心体贴产妇,与产妇配合好。

【练习题】

一、单项选择题

1. 正常产后第三天,双乳房胀而满,无红肿,乳汁少,伴低热,首选解决方法是 （   ）

A. 芒硝敷乳房　　　　　　B. 生麦芽煎汤喝　　　　　　C. 用吸奶器吸乳

D. 让新生儿多吸吮双乳　　E. 选用抗生素

2. 为产妇乳房护理时,下列哪项不正确 （   ）

A. 哺乳前应将乳房、乳头清洗干净

B. 婴儿吸吮力不足时,可延长哺乳时间

C. 乳房胀痛在哺乳前应热敷乳房

D. 如果要退奶可挤奶

E. 每次哺乳应充分吸空乳汁

3. 根据乳头内陷深浅程度,可分为几度 （   ）

A. Ⅰ度　　　　　　　　　B. Ⅱ度　　　　　　　　　C. Ⅲ度

D. Ⅳ度　　　　　　　　　E. Ⅴ度

4. 关于乳头皲裂,下列说法正确的是 （   ）

A. 轻者可继续哺乳　　　　　　　　　B. 采取正确的哺乳姿势

C. 哺乳前湿热敷乳房和乳头 3～5 分钟　　D. 先哺健侧

E. 以上都对

二、填空题

1. 乳头内陷根据病因可分为_____、_____。

2. 母亲正确托乳姿势手应呈_____形。

3. 防止乳头皲裂应避免用_____擦洗乳头。

4. 乳头内陷的常用纠正方法是_____和_____。

5. 产后_____开始授乳,并主张_____、_____。

三、名词解释

产褥病率

四、简答题

试述纠正乳头内陷的常用方法。

【参考答案】

一、单项选择题

1. D 2. D 3. C 4. E

二、填空题

1. 先天性 后天性

2. "C"字

3. 肥皂水

4. 乳头手法牵拉 负压吸引疗法

5. 半小时内 母婴同室 纯母乳喂养

三、名词解释

产褥病率是指分娩24小时以后的10日内,每日用口表测体温4次,间隔时间4小时,有2次≥38℃。

四、简答题

纠正乳头内陷的常用方法有:

(1) 乳头伸展练习:将两拇指平行地放在乳头两侧,慢慢地由两侧外方拉开,牵拉乳晕皮肤及皮下组织,使乳头向外突出。随后将两拇指分别放在乳头上、下侧,由乳头向上、下纵行拉开。此练习重复多次做满5分钟,每日2次。

(2) 乳头牵拉练习:用一手托乳房,另一手的拇指和中、食指抓住乳头向外牵拉,重复10~20次,每日2次。

(3) 吸引乳头:使用吸乳器或用空针筒抽吸,利用负压吸引作用使乳头突出,重复10~20次,每日2次。

(姚慧娇)

二十四、产后乳胀护理

【实训目的】

1. 掌握产后乳胀护理的目的、适应证、操作前准备及操作方法。

2. 养成操作认真、负责的态度,树立对孕产妇人文关怀的理念。

【实训时间】

护理专业 2 学时。助产专业 4 学时(操作及考核)。

【实训方式】

教师示教后,学生分 2～4 人一组,在教师指导下,利用模型进行练习,同时多媒体循环播放这一操作的真实情景录像片,操作后学生记录检查结果并书写实训报告。

【实训准备】

1. 操作者准备 戴口罩、工作帽,穿清洁工作服,清洗双手;携用物至产妇床旁,向产妇说明乳胀护理的重要性,取得产妇配合;病室整洁,室温 22～24℃,关闭门窗,注意保护产妇隐私。

2. 产妇准备 排空膀胱,衣着宽松,取舒适体位,坐位或卧位。

3. 物品准备 脸盆、温开水、凉开水、水温计、两块小毛巾、无菌手套、吸乳器。

【实训内容】

1. 告知产妇产后尽早哺乳,按需哺乳,促进乳汁畅流。

2. 哺乳前热敷 3～5 分钟,使乳腺管畅通,两次哺乳的中间冷敷乳房以减少局部充血、肿胀。

3. 按摩乳房,从乳房边缘向乳头中心按摩,轻轻拍打和抖动乳房,使乳腺管畅通(图1-24-1)。

4. 每次哺乳应充分吸空乳汁,挤出或用吸乳器吸出多余的乳汁。

5. 哺乳时先哺患侧,因婴儿饥饿吸引力强,有利于吸通乳腺管。

6. 佩戴乳头罩,托住乳房,减少疼痛。

7. 用生面饼外敷乳房或用中药散结通乳,常用方剂为柴胡(炒)、当归、王不留行、木通、漏芦各 15g,水煎服。

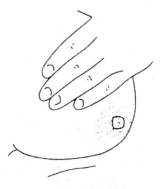

图 1-24-1　乳房按摩

8. 清理用物,放归原处。

9. 向产妇说明乳胀情况及注意事项,向产妇及家属宣传母乳喂养的重要性。

【注意事项】

1. 准备物品齐全,产妇及操作者准备符合要求。

2. 操作时注意保暖和遮挡。

3. 操作过程中注意观察乳房肿胀情况,发现异常及时告知医生,遵医嘱给予相应处理。

4. 操作过程中注意观察产妇的反应,如有不适及时调整或停止操作。

5. 操作熟练、认真、仔细;服务态度好,关心体贴产妇,与产妇配合好。

【练习题】

一、单项选择题

1. 您在评估一位产后第 5 天的产妇时,发现其一侧乳房皮肤变红、胀痛、低热,下列哪项护理措施不妥 （ ）

　A. 按摩乳房　　　　　　B. 饮食宜清淡　　　　　C. 按需哺乳

　D. 哺乳时先哺健侧　　　E. 两次哺乳期间冷敷乳房,减少充血

2. 初产妇、剖宫产,产后乳汁少。以下鼓励母乳喂养的措施中哪项不对 （ ）

　A. 母婴同室　　　　　　　　　　　　　　B. 多进营养丰富的汤汁饮食

　C. 两次哺乳间给婴儿加少量糖水　　　　　D. 增加哺乳次数

　E. 按需哺乳

3. 母乳喂养指导中哪项不妥 （ ）

　A. 乳汁过多不能吸尽者,应将余乳挤出

　B. 勤吸吮有助于乳汁分泌

　C. 待下奶后立即哺乳

　D. 按需哺乳,哺乳期以一年为宜

　E. 哺乳后竖抱婴儿轻拍背部 1～2 分钟,排出胃内空气

4. 关于乳房胀痛的护理,下列错误的是 （ ）

　A. 产后尽早哺乳　　　　B. 哺乳前热敷乳房　　　　C. 两次哺乳之间热敷

　D. 按摩乳房　　　　　　E. 婴儿吸吮力不足时,可借助吸奶器吸引

二、填空题

1. 哺乳姿势常采用_____或_____姿势。

2. 产妇乳汁分泌主要依赖于_____。

3. 哺乳前热敷_____分钟,使乳腺管畅通,两次哺乳的中间_____敷乳房以减少局部充血、肿胀。

4. 哺乳时先哺_____,因婴儿饥饿吸引力强,有利于吸通乳腺管。

三、名词解释

1. 初乳

2. 子宫复旧

四、简答题

简述乳胀的预防及治疗措施。

【参考答案】

一、单项选择题

1. D　2. C　3. C　4. C

二、填空题

1. 坐位　卧位

2. 哺乳时吸吮刺激

3. 3～5　冷

4. 患侧

三、名词解释

1. 产后 7 天分泌的乳汁黄色、质稠,称初乳。

2. 胎盘娩出后的子宫逐渐恢复至未孕状态的过程称为子宫复旧。

四、简答题

乳胀的预防及治疗措施主要有:

(1) 告知产妇产后尽早哺乳,按需哺乳,促进乳汁畅流。

(2) 哺乳前热敷 3~5 分钟,使乳腺管畅通,两次哺乳的中间冷敷乳房以减少局部充血、肿胀。

(3) 按摩乳房,从乳房边缘向乳头中心按摩,轻轻拍打和抖动乳房,使乳腺管畅通。

(4) 每次哺乳应充分吸空乳汁,挤出或用吸乳器吸出多余的乳汁。

(5) 哺乳时先哺患侧,因婴儿饥饿吸引力强,有利于吸通乳腺管。

(6) 佩戴乳头罩,托住乳房,减少疼痛。

(7) 用生面饼外敷乳房或用中药散结通乳,常用方剂为柴胡(炒)、当归、王不留行、木通、漏芦各 15g,水煎服。

(姚慧娇)

下篇　妇科护理

一、妇科检查

【实训目的】

1. 掌握妇科检查的用物准备及操作方法。

2. 养成操作认真、负责的态度,树立对妇女人文关怀的理念。

【实训时间】

护理、助产专业 2 学时。

【实训方式】

教师示教后,学生分 2～4 人一组,在教师指导下,进行妇科检查的用物准备及操作,记录检查结果。

【实训准备】

1. 操作者准备　衣帽着装整洁;对好照明灯光;放好臀垫,戴清洁手套。注意屏风遮挡,保护患者隐私。

2. 患者准备　向患者解释此项操作的目的和意义,消除其紧张和疑虑,取得其配合;嘱患者排空膀胱、脱去一侧裤腿;协助患者上检查床,取膀胱截石位,两足放支腿架上,臀部齐床边,嘱其放松(图 2-1-1)。

3. 物品准备　窥阴器、清洁手套、有盖敷料缸(分别盛放润滑剂即消毒肥皂水或液状石蜡、消毒干棉球、干纱布块)、臀垫、照明灯、污物桶、长镊子、无菌持物钳、污物浸泡桶(内盛消毒液)。

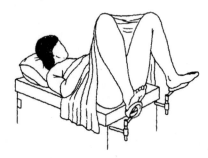

图 2-1-1　膀胱截石位

【实训内容】

1. 外阴检查　观察外阴的发育,阴毛多少、分布,有无畸形、炎症、溃疡、赘生物或肿块,注意皮肤和黏膜色泽,有无增厚、萎缩或变薄等。注意处女膜的完整性,有时可让患者用力向下屏气,观察有无阴道前壁或后壁膨出、子宫脱垂或尿失禁。

2. 窥阴器检查　取窥阴器蘸润滑剂;以左手食、中两指分开小阴唇;右手持窥阴器,两叶合拢,倾斜 45 度沿阴道后壁轻轻插入;边插入边转成正位;缓缓张开窥阴器两叶,暴露子宫颈、阴道壁及穹隆部,进行视诊(必要时用干棉球擦净阴道及宫颈外口分泌物),检查完毕将窥阴器转回原位取出(图 2-1-2)。

3. 双合诊检查　戴手套之手的食、中两指蘸润滑剂,轻轻插入阴道内,了解阴道、宫颈情况;检查者手指继续向阴道内深入,直至宫颈后唇处,将宫颈向前上方推移;另一手放于下腹部相应部位配合,触诊内、外两手对合,了解子宫、双侧附件和宫旁组织情况(图2-1-3)。

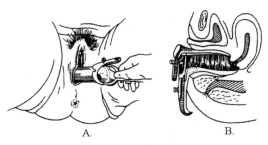

图2-1-2　放置窥阴器

A. 沿阴道侧后壁放入窥阴器;B. 暴露宫颈

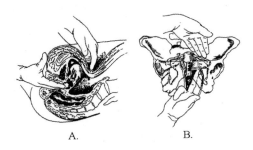

图2-1-3　双合诊检查

A. 双合诊检查子宫;B. 双合诊检查子宫旁附件

4. 三合诊检查(如需必要时做)　戴手套之手的食、中两指蘸润滑剂,食指轻轻插入阴道内,中指轻轻插入直肠内;另一手放于下腹部相应部位配合,触诊内、外两手对合,了解子宫、双侧附件和宫旁组织情况(图2-1-4)。

5. 肛腹诊检查(如需必要时做)　戴手套之手的食指蘸润滑剂轻轻插入直肠内,另一手放于下腹部相应部位配合,触诊内、外两手对合,了解子宫、双侧附件和宫旁组织情况(图2-1-5)。

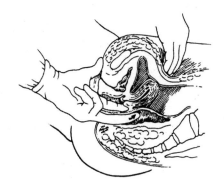

图2-1-4　三合诊检查

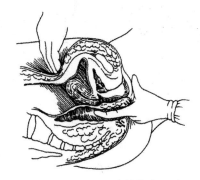

图2-1-5　肛腹诊检查

6. 操作后清洗窥阴器、手套;更换臀垫;扶持患者穿衣裤、下床。

7. 清洗双手;填写妇科检查记录。

【注意事项】

1. 正确使用窥阴器,注意放取姿势,规范暴露子宫颈及阴道壁。

2. 双合诊检查操作正确。

3. 有阴道出血者如必须做阴道检查,应严格消毒后检查。

4. 操作态度:能主动与患者交流,态度和蔼。

【练习题】

一、单项选择题

1. 下述哪项是妇科检查　　　　　　　　　　　　　　　　　　　　　　　(　　)

A. 基础体温测定　　　　B. 双合诊检查　　　　C. 子宫内膜检查

D. 子宫颈刮片　　　　　E. 子宫输卵管造影

2. 双合诊检查不能触知 （　　）

A. 阴道畅通情况　　　　　　B. 宫颈情况　　　　　　C. 子宫位置大小

D. 盆腔深部　　　　　　　　E. 附件有无增厚或肿块等

3. 关于三合诊检查,下列哪项正确 （　　）

A. 直肠、腹部的联合检查　　B. 适用于未婚妇女　　C. 适用于阴道出血的患者

D. 腹部、阴道、直肠的联合检查　　　　　　　　　　E. 以上都不是

4. 关于妇科检查,下述哪项不正确 （　　）

A. 窥阴器检查用于已婚妇女

B. 直肠—腹部诊适用于未婚妇女

C. 双合诊检查适用于已婚妇女

D. 三合诊检查即阴道、直肠及腹壁的联合检查

E. 月经期妇女不宜做直肠—腹部诊检查

5. 关于妇检的准备,下述哪项是错的 （　　）

A. 嘱患者先排尿

B. 脱去一条裤腿取膀胱截石位

C. 阴道流血者均不做阴道检查

D. 未婚妇女禁用阴道窥阴器检查

E. 所用器械必须消毒后方可使用

6. 做妇科检查时患者应采取何种体位 （　　）

A. 膝胸卧位　　　　　　　　B. 膀胱截石位　　　　C. 仰卧位

D. 头低足高位　　　　　　　E. 俯卧位

7. 下列哪项不是妇科检查前准备工作的内容 （　　）

A. 向患者做好解释,消除其思想顾虑

B. 嘱咐患者排尿,必要时导尿

C. 男医生检查时需有女医生在场

D. 对未婚妇女要做三合诊检查

E. 检查者动作要轻柔,关心患者

8. 盆腔检查最重要的方法是 （　　）

A. 外阴部检查　　　　　　　B. 阴道窥阴器检查　　C. 双合诊检查

D. 三合诊检查　　　　　　　E. 肛腹诊

9. 患者月经期间,下列哪项检查不宜做 （　　）

A. B型超声　　　　　　　　B. 腹部检查　　　　　　C. 外阴视诊

D. 无菌操作下检查　　　　　E. 阴道窥阴器检查

10. 三合诊常用于 （　　）

A. 子宫及附件的检查　　　　B. 前倾前屈子宫的检查　　C. 后倾后屈子宫的检查

D. 子宫前方的检查　　　　　E. 阴道检查

11. 如想了解患者阴道、宫颈及分泌物的情况,适宜的检查是 （　　）

A. 阴道窥阴器检查　　　　　B. B型超声　　　　　　C. 双合诊

D. 三合诊　　　　　　　　　E. 外阴视诊

12. 了解子宫后侧及直肠子宫陷凹的病变情况,应做的检查是　　　　　（　　）

A. 阴道窥阴器检查　　　　　B. B 型超声　　　　　C. 双合诊

D. 三合诊　　　　　　　　　E. 外阴视诊

二、填空题

1. 妇科检查的方法包括 ＿＿＿＿＿＿、＿＿＿＿＿＿、＿＿＿＿＿＿、＿＿＿＿＿＿、＿＿＿＿。

2. 月经期或阴道出血时,应在＿＿＿＿＿后戴＿＿＿＿＿进行检查。

3. 妇科检查所用器械必须＿＿＿＿＿,每检查一人,应＿＿＿＿＿,以防＿＿＿＿＿。

4. 双合诊检查可了解子宫的 ＿＿＿＿＿、＿＿＿＿＿、＿＿＿＿＿、＿＿＿＿＿、＿＿＿＿＿及有无＿＿＿＿＿等。

5. 三合诊检查是指经＿＿＿＿＿、＿＿＿＿＿、＿＿＿＿＿联合检查。

6. 直肠—腹部诊检查主要适用于＿＿＿＿＿、＿＿＿＿＿或＿＿＿＿＿的患者。

三、名词解释

直肠-腹部诊

四、简答题

1. 妇科检查时有哪些注意事项?

2. 何谓双合诊? 其目的有哪些?

3. 三合诊检查的目的是什么?

【参考答案】

一、选择题

1. B　2. D　3. D　4. E　5. C　6. B　7. D　8. C　9. E　10. C　11. A　12. D

二、填空题

1. 外阴检查　阴道窥阴器检查　双合诊检查　三合诊检查　直肠—腹部诊检查

2. 消毒外阴　消毒手套

3. 严格消毒　更换臀垫　交叉感染

4. 位置　大小　形状　质地　活动度　压痛

5. 直肠　阴道　腹部

6. 未婚　阴道闭锁　其他原因不宜行双合诊

三、名词解释

检查者一手食指伸入直肠,另一手在腹部配合检查,称为直肠—腹部诊。仅适用于未婚、阴道闭锁或其他原因不宜行双合诊的患者。

四、简答题

1. ①嘱患者检查前排空膀胱,大便秘结者先排便或灌肠。②态度严肃、语言亲切、动作轻柔。③多取膀胱截石位。④按人更换臀垫、无菌手套和检查器械。⑤阴道流血者、月经期或阴道手术后短期内,一般不做阴道检查。⑥对未婚患者禁止做窥阴器检查和双合诊检查,应行直肠—腹部诊检查。⑦必要时可借助麻醉或镇静剂协助检查。⑧男医生检查时,应有女医护人员在场。⑨及时送检标本。

2. 双合诊是盆腔检查中最重要的项目,是指检查者一手的两指放入阴道,另一手在腹部配合检查。其目的是要扪清阴道、宫颈、宫体、输卵管、卵巢、子宫韧带和宫旁结缔组织,以

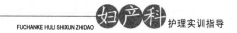
及盆腔内其他器官和组织是否正常。

3. 三合诊即腹部、阴道、直肠联合检查。其目的在于弥补双合诊的不足,通过三合诊能扪清后倾或后屈子宫的大小,发现子宫后壁、直肠子宫陷凹、宫骶韧带和双侧盆腔后部的病变,估计盆腔内病变范围,特别是癌肿与盆壁间的关系,以及扪诊阴道直肠膈、骶骨前方或直肠内有无病变。

(梅一宁)

二、白带检查

【实训目的】

1. 熟悉白带检查的临床意义,掌握其操作方法。

2. 养成操作认真、负责的态度,树立对妇女人文关怀的理念。

【实训时间】

护理、助产专业2学时。

【实训方式】

教师示教后,学生分2~4人一组,在教师指导下,进行白带检查的用物准备及操作。

【实训准备】

1. 操作者准备 衣帽着装整洁;对好照明灯光;放好臀垫,戴清洁手套。注意屏风遮挡,保护患者隐私。

2. 患者准备 向患者解释此项操作的目的和意义,消除其紧张和疑虑,取得其配合;嘱患者排空膀胱、脱去一侧裤腿;协助患者上检查床,取膀胱截石位,两足放支腿架上,臀部齐床边,两手放于身体两侧,嘱其放松。

3. 物品准备 窥阴器、清洁手套、有盖敷料缸、消毒干棉球及长棉签、臀垫、照明灯、污物桶、长镊子、无菌持物钳、污物浸泡桶(内盛消毒液)、玻片、显微镜、小试管、生理盐水等。

【实训内容】

1. 外阴视诊后,放置窥阴器。

2. 观察白带性状及分布范围。

3. 观察阴道及宫颈情况。

4. 以长棉签自后穹隆处取少许白带。

5. 将白带放在盛有少量生理盐水的小试管中制成混悬液。必要时可接着进行双合诊检查。

6. 填写化验单,酌情行滴虫、念珠菌及细菌学检查。

7. 清洗窥阴器、手套;更换臀垫;清洗双手。

8. 扶持患者穿衣裤、下床。

9. 填写检查记录。

【注意事项】

1. 操作规范。

2. 用物、污物处理恰当。

3. 取白带及标本制作方法正确。

4. 能主动与患者交流,态度和蔼,操作认真,动作轻柔。

【练习题】

一、单项选择题

1. 最常见的阴道炎是 （ ）

A. 滴虫性阴道炎   B. 阴道假丝酵母菌病   C. 老年性阴道炎

D. 淋菌性阴道炎　　　　　　E. 幼女性阴道炎

2. 治疗阴道假丝酵母菌病应选　　　　　　　　　　　　　　　　（　　）

　　A. 2％碳酸氢钠　　　　　B. 生理盐水　　　　　C. 温开水

　　D. 1％乳酸　　　　　　　E. 1∶5000 高锰酸钾

3. 关于糖尿病合并阴道炎，以下哪种最常见　　　　　　　　　　（　　）

　　A. 阴道假丝酵母菌病　　　B. 滴虫性阴道炎　　　C. 老年性阴道炎

　　D. 幼女性阴道炎　　　　　E. 链球菌性阴道炎

4. 外阴奇痒，白带呈豆腐渣样，最可能的诊断是　　　　　　　　（　　）

　　A. 滴虫性阴道炎　　　　　B. 外阴阴道假丝酵母菌病　C. 慢性宫颈炎

　　D. 老年性阴道炎　　　　　E. 前庭大腺炎

5. 拟做阴道分泌物悬滴检查时，可用的润滑剂是　　　　　　　　（　　）

　　A. 液状石蜡　　　　　　　B. 酒精　　　　　　　C. 生理盐水

　　D. 肥皂水　　　　　　　　E. 氯己定

6. 用阴道分泌物悬滴法查假丝酵母菌时，应用下述哪种液体作悬滴液更容易检出

　　　　　　　　　　　　　　　　　　　　　　　　　　　　　（　　）

　　A. 4％碳酸氢钠液　　　　B. 10％氢氧化钠液　　　C. 0.9％盐水

　　D. 0.2％新洁尔灭　　　　E. 1％乳酸液

7. 白带检查主要用于　　　　　　　　　　　　　　　　　　　　（　　）

　　A. 防癌普查　　　　　　　B. 查滴虫与真菌　　　C. 检查阴道 pH 值

　　D. 了解卵巢功能　　　　　E. 了解子宫内膜情况

二、填空题

1. 白带检查常用于检查阴道内有无＿＿＿＿＿＿、＿＿＿＿＿＿，同时还可了解＿＿＿＿＿＿＿＿。

2. 根据白细胞的多少，可了解＿＿＿＿＿＿，以粗略地估计阴道的＿＿＿＿＿＿和＿＿＿＿＿＿情况。

三、名词解释

阴道的自净作用

【参考答案】

一、选择题

1. A　2. A　3. A　4. B　5. C　6. B　7. B

二、填空题

1. 滴虫　假丝酵母菌　阴道清洁度

2. 阴道清洁度　防御功能　炎症

三、名词解释

女子进入青春期后，阴道上皮在卵巢激素的影响下增生，储备丰富糖原，在阴道杆菌的作用下，分解为乳酸，维持阴道正常的酸性环境（pH 值在 4～5），使适应于弱碱性环境中繁殖的病原体受到抑制，此功能称为阴道自净作用。

（梅一宁）

三、阴道后穹隆穿刺术护理

【实训目的】

1. 协助了解患者子宫直肠陷凹有无积液,协助诊断盆腔脓肿和异位妊娠等。

2. 可在超声介导下经后穹隆穿刺取卵,或行卵巢子宫异位囊肿或输卵管妊娠部位主要治疗。

【实训时间】

护理、助产专业 2 学时。

【实训方式】

教师示教后,学生分 2～4 人一组,在教师指导下,进行用物准备及护理配合。

【实训准备】

1. 操作者准备　衣帽着装整洁;对好照明灯光;放好臀垫,戴清洁手套。注意屏风遮挡,保护患者隐私。

2. 患者准备　向患者解释此项操作的目的和意义,消除其紧张和疑虑,取得其配合;嘱患者排空膀胱、脱去一侧裤腿;协助患者上检查床,取膀胱截石位,两足放支腿架上,臀部齐床边,两手放于身体两侧,嘱其放松。

3. 物品准备　窥阴器 1 个、宫颈钳 1 把、卵圆钳 1 把、弯盘 1 个、22 号穿刺针头 1 个、10ml 注射器 1 个、孔巾 1 块、纱布、病理瓶、复方碘溶液、无菌手套。

【实训内容】

1. 嘱患者排空膀胱,协助患者上妇科检查床,取膀胱截石位,注意保暖,注意保护患者隐私。

2. 协助医生消毒和铺孔巾。

3. 协助医生用 22 号穿刺针头接 10ml 注射器,检查针头有无堵塞。

4. 在后穹隆中央或稍偏病侧,距离阴道后壁与宫颈后唇交界处稍下方行穿刺术,当针穿过阴道壁,有落空感后立即抽吸。

5. 在手术过程中为医生提供所需器械及用物。

6. 在操作过程中需注意观察患者的病情变化,必要时给予心理安慰,以缓解患者紧张情绪。

7. 针头拔出后,穿刺点如有活动性出血,可用棉球压迫止血,血止后取出窥阴器。

8. 操作结束后,询问患者有无不适,协助整理衣裤,并嘱患者休息。

9. 及时送检标本。

10. 整理用物,洗手,记录穿刺液的量和性质。

(备注:以上操作步骤中 4 和 7 由医生完成,护士需予以配合)

【注意事项】

1. 注意生命体征的观察,注意腹痛情况。

2. 标本取出后静置 4～5 分钟,若血液凝固说明误入血管,若血液不凝说明有腹腔内出血。抽出淡红色、稀薄、浑浊液时一般为盆腔炎渗出液;若为脓性,则表示盆腔内有积脓,应留取标本做检查及细菌培养、药敏试验。

【练习题】

一、单项选择题

1. 王某,女性,30 岁,孕 8 周,突发下腹部撕裂样疼痛,伴面色苍白、血压 80/60mmHg,为明确诊断,首选哪项辅助检查 （　　）

  A. 尿妊娠试验   B. 血 HCG 测定   C. 阴道后穹隆穿刺

  D. 腹腔镜检查   E. 刮宫

2. 阴道后穹隆穿刺抽出不凝血,说明 （　　）

  A. 急腹症   B. 血腹症   C. 输卵管妊娠破裂

  D. 卵巢黄体囊肿破裂 E. 子宫内膜异位囊肿破裂

二、名词解释

阴道后穹隆

【参考答案】

一、单项选择题

1. C 2. C

二、名词解释

阴道上端环绕子宫颈形成阴道穹隆,其中阴道后穹隆较深,其顶端与直肠子宫陷凹底部贴近,直肠子宫陷凹为腹腔最低部位。阴道后穹隆是某些疾病诊断或手术的途径。

（梅一宁）

四、阴道镜检查护理

【实训目的】
辅助诊断宫颈上皮内瘤样病变(CIN)及宫颈癌。

【实训时间】
护理、助产专业2学时。

【实训方式】
教师示教后,学生分2～4人一组,在教师指导下,进行阴道镜检查的准备和护理配合。

【实训准备】
1. 操作者准备　衣帽着装整洁;对好照明灯光;放好臀垫,戴清洁手套。注意屏风遮挡,保护患者隐私。

2. 患者准备　向患者解释此项操作的目的和意义,消除其紧张和疑虑,取得其配合;嘱患者排空膀胱、脱去一侧裤腿;协助患者上检查床,取膀胱截石位,两足放支腿架上,臀部齐床边,两手放于身体两侧,嘱其放松。

3. 物品准备　窥阴器1个、宫颈钳1把、宫颈活检钳1把、卵圆钳1把、弯盘1个、手术尖刀1把、孔巾1块、纱布、阴道镜、病理瓶、络合碘溶液、10％甲醛溶液、无菌手套等。

【实训内容】

1. 协助患者上妇科检查床,取膀胱截石位,注意保暖。

2. 协助医生消毒、铺巾。

3. 将窥阴器放入阴道,以肉眼及低倍镜观察外阴部及阴道有无发炎、溃疡、HPV感染或异常分泌物。宫颈上若沾有黏液或分泌物,应先抹去,以免影响检查。

4. 打开光源,协助医生调整阴道镜目镜以适合观察,再调节焦距至物像清晰,先由低倍镜观察宫颈色泽、阴道上皮、血管等变化。精细血管观察时需加绿色滤光片。

5. 在手术过程中为医生提供所需器械及用物。

6. 根据需要递送宫颈活检钳,便于医生取宫颈切片活检。

6. 在操作过程中,注意观察患者病情变化,必要时给予心理安慰,以缓解患者紧张情绪。

7. 操作结束后,询问患者有无不适,协助整理衣裤,嘱患者休息。

8. 准备病理标本小瓶,倒入10％甲醛固定液约10ml,粘贴好病理单后及时送检。

9. 整理用物,洗手。

(备注:以上操作步骤中3～4,7由医生完成,护士需予以配合)

【注意事项】

1. 检查前24小时内禁止性生活和阴道、宫颈操作及治疗。

2. 如出现阴道出血、阴道和宫颈急性炎症应暂停检查。待治疗使出血、炎症消退后再做。

3. 观察患者,随时发现异常并通知医生。嘱患者请勿挪动臀部,防止发生意外。

4. 禁止使用阴道润滑剂，以免影响检查结果。

【练习题】

一、单项选择题

1. 阴道镜检查可以用于诊断　　　　　　　　　　　　　　　　　　（　）

A. 宫颈癌　　　　　　　　B. 子宫内膜癌　　　　　C. 卵巢癌

D. 功能性子宫出血　　　　E. 外阴炎

2. 诊断宫颈癌最可靠的方法是　　　　　　　　　　　　　　　　　（　）

A. 碘试验　　　　　　　　B. 宫颈细胞学检查　　　C. 宫腔镜检查

D. 阴道镜检查　　　　　　E. 宫颈管和宫颈活检

二、填空题

1. 宫颈癌的好发部位在＿＿＿＿＿＿。

2. 宫颈癌的癌前病变是＿＿＿＿＿＿。

三、简答题

简述阴道镜检查的注意事项。

【参考答案】

一、单项选择题

1. A　2. E

二、填空题

1. 鳞柱交接部

2. 宫颈上皮内瘤样病变（CIN）

三、简答题

检查前 24 小时内禁止阴道、宫颈操作及治疗。如出现阴道出血、阴道和宫颈急性炎症应暂停检查，待治疗使炎症消退后再做。观察患者，随时发现异常并通知医生。嘱患者请勿挪动臀部，防止发生意外。禁止使用阴道润滑剂，以免影响检查结果。

（梅一宁）

五、宫颈黏液检查

【实训目的】

1. 熟悉宫颈黏液检查的临床意义,掌握其操作方法。

2. 养成操作认真、负责的态度,树立对妇女人文关怀的理念。

【实训时间】

护理、助产专业 2 学时。

【实训方式】

教师示教后,学生分 2～4 人一组,在教师指导下,进行宫颈黏液检查的用物准备及操作,记录检查结果。

【实训准备】

1. 操作者准备 衣帽着装整洁;对好照明灯光;放好臀垫,戴清洁手套。注意屏风遮挡,保护患者隐私。

2. 患者准备 向患者解释此项操作的目的和意义,消除其紧张和疑虑,取得其配合;嘱患者排空膀胱、脱去一侧裤腿;协助患者上检查床,取膀胱截石位,两足放支腿架上,臀部齐床边,两手放于身体两侧,嘱其放松。

3. 用物准备 窥阴器、清洁手套、干棉球、长镊子、玻片、显微镜、臀垫、照明灯、污物桶、无菌持物钳、污物浸泡桶(内盛消毒液)。

【实训内容】

1. 放置窥阴器暴露宫颈。

2. 观察宫颈外口形状和宫颈黏液透明度、黏稠度、量。

3. 用干棉球拭净子宫颈及阴道穹隆部分泌物。

4. 用长镊子伸入宫颈管内 1cm 左右,夹取黏液。

5. 张开长镊子,观察黏液拉丝长度。

6. 将夹取的黏液置于干玻璃片上,顺一个方向涂抹并观察拉丝的最大长度。

7. 将玻片晾干,置低倍镜下观察结晶形态。

8. 清洗窥阴器,更换臀垫,清洗双手。

9. 扶持患者穿衣裤、下床。

10. 填写检查记录。

【注意事项】

1. 操作规范。

2. 用物、污物处理恰当。

3. 操作态度:能主动与患者交流,态度和蔼,操作认真,观察仔细。

【练习题】

一、单项选择题

1. 宫颈黏液出现典型羊齿植物叶状结晶时,是月经周期的 （　　）

A. 月经期   B. 月经后   C. 排卵前

D. 月经前　　　　　　　　　　E. 排卵后

2. 宫颈黏液结晶为椭圆体,应出现在月经周期的　　　　　　　　　　（　）

A. 第 1～5 天　　　　　　B. 第 7～14 天　　　　　　C. 第 15～18 天

D. 第 18～20 天　　　　　E. 第 22～26 天

二、填空题

1. 宫颈黏液是_____的分泌物,在_____影响下,宫颈黏液的_____、_____、_____和_____发生变化。

2. 宫颈黏液检查是一种检测_____的方法,常用于_____、_____、_____、_____。

3. 月经前半周期,在_____作用下,宫颈黏液量_____,质_____,延展性_____,接近排卵时,黏液结晶呈_____。

4. 排卵后,在_____作用下,黏液量_____,质_____,延展性_____,结晶呈_____。

三、名词解释

月经

四、简答题

1. 简述根据宫颈黏液结晶对早孕的诊断。

2. 简述宫颈黏液结晶的类型及意义。

3. 宫颈黏液检查的注意事项是什么?

【参考答案】

一、选择题

1. C　2. E

二、填空题

1. 宫颈腺体　卵巢激素　量　性状　弹力　延展性

2. 卵巢功能　诊断早孕　月经失调　探测闭经原因　诊断功血疾病类型

3. 雌激素　增加　稀薄透明　增加　典型羊齿植物叶状结晶

4. 孕激素　减少　稠厚混浊　下降　椭圆体

三、名词解释

指伴随卵巢周期性变化而出现的子宫内膜周期性脱落及出血。

四、简答题

1. 月经过期,宫颈黏液出现较典型的排列成行的椭圆体,持续 2 周以上,则可能为妊娠。

2. 宫颈黏液的形态分下列五型。

Ⅰ型　典型结晶:主支直而粗硬,分支密而长。见于排卵前或接受雌激素治疗时。

Ⅱ型　较典型结晶:类似Ⅰ型但主梗弯曲较软,分支少而短,似树枝着雪后的形态。出现于月经周期 8～12 天,如出现于临近排卵时,表明体内雌激素水平较低。

Ⅲ型　不典型结晶:其特点为树枝状,形象较模糊,呈金鱼草状,结晶细小,残缺不全。见于月经第 7～8 天,排卵后 3～4 天。

Ⅳ型　椭圆体结晶:主要为椭圆体或棱形体,顺同一方向排列成行,比白细胞长 2～3

倍,但稍窄,透光度大。出现于月经第 22～26 天及妊娠期。

Ⅴ型　无任何结晶:卵巢功能低下。

正常月经周期中,宫颈黏液羊齿状结晶的出现与消失,有一定的规律性。一般月经第 7 天左右出现Ⅲ型结晶,随着体内雌激素水平的逐渐增高,转变为Ⅱ型,以至Ⅰ型,约在月经周期的第 22 天转为椭圆体。宫颈黏液检查应结合月经周期观察其动态变化。只做一次检查,临床意义不大。一般于月经第 8～9 天、12～14 天、17～19 天及 22～23 天,各取标本,观察其变化。

3. 应注意阴道炎、宫颈炎对宫颈黏液性状会有影响,应治疗后再做检查;宫颈黏液检查是一项简单、快速的诊断方法,必要时需连续观察。

（梅一宁）

六、宫颈脱落细胞检查

【实训目的】

1. 熟悉宫颈脱落细胞检查的临床意义,掌握其操作方法。

2. 养成操作认真、负责的态度,树立对妇女人文关怀的理念。

【实训时间】

护理、助产专业 2 学时。

【实训方式】

教师示教后,学生分 2～4 人一组,在教师指导下,进行操作准备及操作。

【实训准备】

1. 操作者准备　衣帽着装整洁;对好照明灯光;放好臀垫,戴清洁手套。注意屏风遮挡,保护患者隐私。

2. 患者准备　取标本前 24 小时内,禁止阴道内任何刺激(性交、阴道检查、灌洗、上药等);向患者解释此项操作的目的和意义,消除其紧张和疑虑,取得其配合;嘱患者排空膀胱、脱去一侧裤腿;协助患者上检查床,取妇科检查位,两足放支腿架上,臀部齐床边,两手放于身体两侧,嘱其放松。

3. 用物准备　宫颈刮片检查(窥阴器、宫颈刮片、有盖敷料缸、长镊子、无菌持物钳、玻片、污物浸泡桶、臀垫、照明灯、污物桶、标本瓶),TCT 检查(窥阴器、宫颈刷、无菌干棉签及棉球、新柏氏液、一次性手套、臀垫、照明灯、污物桶)。

【实训内容】

1. 宫颈刮片检查

(1) 放置窥阴器暴露宫颈。

(2) 轻轻拭去宫颈口及其周边的分泌物。

(3) 取宫颈木刮板,将尖端伸入宫颈口内,在子宫颈外口与子宫颈管交界处,以外口为中心旋刮一周(图 2-6-1)。

(4) 将已取好标本的刮板立即在玻片上顺同一方向推移,做成均匀的薄涂片。

(5) 涂片立即放入 95％酒精的标本瓶中,固定 15～30 分钟(如短时间内能染色,可不固定)。

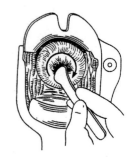

图 2-6-1　宫颈刮片

(6) 需将标本转送外院检查时,应将两玻片间用火柴棒隔开,涂片面朝里,捆扎好,贴上姓名标签送检。

(7) 清洗窥阴器,更换臀垫。

(8) 扶持患者穿衣裤、下床,清洗双手。

(9) 详细填写涂片检查申请单,注明涂片号及病历号。

2. TCT 检查

(1) 放置窥阴器暴露宫颈。

(2) 轻轻拭去宫颈口及其周边的分泌物。

（3）使用 TCT 专门的宫颈刷采集子宫颈细胞样本，将宫颈刷尖端伸入宫颈口内，以外口为中心往同一个方向旋刮 3～5 周取到移行带处的宫颈脱落细胞。

（4）将已经刷取下脱落细胞的宫颈刷放入装有细胞保存液的小瓶中进行漂洗，使细胞转移到保存液瓶中。

（5）盖紧瓶盖，在瓶身上写上患者姓名、贴上条形码。

（6）清洗窥阴器，更换臀垫。

（7）扶持患者穿衣裤、下床，清洗双手。

（8）详细填写 TCT 检查申请单，注明涂片号及病历号。

【注意事项】

1. 检查时用力轻重适当，避免出血。

2. 刮片位置正确，涂片制作规范。

3. 用物、污物处理恰当。

4. 医疗病历、申请单书写清晰。

5. 操作态度：能主动与患者交流，态度和蔼，操作认真，动作轻柔。

【练习题】

一、单项选择题

1. 早期发现宫颈癌最主要的方法是 （ ）

A. 宫颈活检　　　　　　B. 碘试验　　　　　　C. 宫颈刮片细胞学检查

D. 阴道镜检查　　　　　E. 宫颈锥形切除，病理检查

2. 下列哪项是宫颈癌的好发部位 （ ）

A. 鳞状上皮　　　　　　　　　　　B. 柱状上皮

C. 鳞—柱状上皮交接处移行带区　　D. 宫颈管腺上皮

E. 鳞状上皮增生区

3. 我国女性生殖器恶性肿瘤最常见的是 （ ）

A. 宫颈癌　　　　　　B. 子宫内膜癌　　　　　C. 子宫肉瘤

D. 卵巢癌　　　　　　E. 绒毛膜上皮癌

二、填空题

1. 检查生殖道脱落细胞既可反映_____，又可协助诊断_____及_____。

2. 宫颈刮片取材部位应在_____。

3. 生殖道脱落细胞检查的方法有_____、_____、_____、_____。

三、简答题

1. 简述阴道细胞学诊断标准。

2. 简述宫颈脱落细胞检查的注意事项。

【参考答案】

一、选择题

1. C　2. C　3. A

二、填空题

1. 体内性激素水平　生殖器不同部位的恶性肿瘤　观察其治疗效果

2. 宫颈外口鳞—柱状上皮交接处

3. 阴道涂片　宫颈刮片　宫颈管涂片　宫腔吸片

三、简答题

1. 常用巴氏 5 级分类法：Ⅰ级正常；Ⅱ级炎症；Ⅲ级可疑癌；Ⅳ级高度可疑癌；Ⅴ级癌症。

2.（1）检查前 24 小时内避免性交、阴道冲洗、上药或检查。

（2）取材部位正确，用力适中。

（3）涂片时顺同一方向均匀涂片。

（4）立即放于 95％酒精中固定，不可久留于空气中。

（梅一宁）

七、宫颈活检护理

【实训目的】

1. 熟悉宫颈活组织检查的临床意义,掌握其操作方法。

2. 养成操作认真、负责的态度,树立对妇女人文关怀的理念。

【实训时间】

护理、助产专业2学时。

【实训方式】

教师示教后,学生分2～4人一组,在教师指导下,进行宫颈活组织检查的用物准备及操作。

【实训准备】

1. 操作者准备　衣帽着装整洁;对好照明灯光;标本瓶外标明患者姓名、检查日期、标本号、取材部位;放好一次性臀垫,戴消毒手套,坐检查台前。注意屏风遮挡,保护患者隐私。

2. 患者准备　向患者解释此项操作的目的和意义,消除其紧张和疑虑,取得其配合;嘱患者排空膀胱、脱去一侧裤腿;协助患者上检查床,取妇科检查位,两足放支腿架上,臀部齐床边,两手放于身体两侧,嘱其放松。

3. 物品准备　窥阴器、宫颈钳、长镊子、无菌持物钳、有盖敷料缸(分别盛干棉球、0.1%苯扎溴铵棉球、干纱布)、一次性臀垫(卫生纸或布)、污物浸泡桶、污物桶、标本小瓶、照明灯。

【实训内容】

1. 消毒外阴、阴道。在检查车上打开组织活检包,放于医生右侧。

2. 医生戴无菌手套,铺无菌巾,行妇科检查。

3. 置窥阴器暴露子宫颈,观察宫颈有无可疑病变区。

4. 消毒子宫颈,以宫颈钳轻夹宫颈上唇。左手扶持宫颈钳,同时取干纱布一块在手中。用活检钳先后钳取宫颈外口鳞、柱状交界3、6、9、12钟点处组织(图2-7-1)。

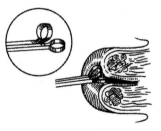 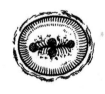

钳取　　　　　　　　　　钳取部位

图2-7-1　宫颈活检检查部位

5. 取出活检钳,将钳内组织脱分于左手纱布上。

6. 取下宫颈钳,注意创面情况。

7. 用0.1%苯扎溴铵消毒宫颈外口。

8. 取干纱布填塞宫颈口压迫止血,边塞边取出窥阴器,留纱布一角露于阴道口。将钳出的组织放入标本瓶内固定。

9. 在操作过程中注意观察患者病情变化,必要时给予心理安慰,以缓解患者紧张情绪。

10. 操作结束后,询问患者有无不适,协助整理衣裤,嘱患者休息。

11. 及时送病理检查。

12. 清洗已使用的器械,放浸泡桶内。更换臀垫,清洗双手。

13. 交代患者于 12~14 小时后,自行取出阴道内纱布,并注意阴道出血情况和外阴清洁。

14. 填写妇科手术记录及病理检查送检单。

(备注:以上操作步骤中 2~8 由医生完成,护士需予以配合)

【注意事项】

1. 操作规范、取材部位选择正确。

2. 用物、污物处理恰当。

3. 操作态度:能主动与患者交流,态度和蔼,操作认真、细致,能根据患者情况进行恰当的健康教育。

【练习题】

一、单项选择题

1. 确诊宫颈癌最可靠的方法是 （　　）

A. 子宫颈刮片细胞学检查

B. 阴道镜检查

C. 碘试验

D. 宫颈及宫颈管活体组织检查

E. 分段诊刮

2. 宫颈癌的病因主要为 （　　）

A. 早婚、早育、多产 　　B. 包皮垢的影响

C. 疱疹病毒Ⅱ型感染 　　D. 慢性宫颈炎及宫颈裂伤

E. 以上多种因素的协同作用

3. 外阴癌中最常见的病理类型是 （　　）

A. 恶性黑色素瘤 　　B. 基底细胞癌

C. 鳞状上皮细胞癌 　　D. 汗腺癌

E. 前庭大腺癌

4. 阴道镜检查最适于下述哪种疾病 （　　）

A. 子宫黏膜下肌瘤 　　B. 子宫内膜异位症

C. 子宫内膜癌 　　D. 子宫颈癌

E. 子宫内膜息肉

二、填空题

1. 当疑有＿＿＿＿＿＿时,为明确诊断可行宫颈活检,分＿＿＿＿＿及＿＿＿＿＿两种。

2. 钳取法有＿＿＿＿＿及＿＿＿＿＿活检两种。

3. 宫颈刮片多次查到恶性细胞而宫颈多点活检阴性者,应做＿＿＿＿＿。

4. 妇科疾病活检组织的方法因病灶部位不同而异,有_____、_____、_____
____、_____等处的活组织检查,其中以_____和_____的活检较为常用。

三、名词解释

生殖器官活组织检查

四、简答题

1. 钳取宫颈活组织的部位如何确定?

2. 活检后如出血,可采取哪些方法止血?

3. 宫颈活检术后患者应注意什么?

【参考答案】

一、单项选择题

1. D 2. E 3. C 4. D

二、填空题

1. 宫颈癌　钳取法　锥形切除法

2. 单点　多点

3. 诊断性宫颈锥形切除术

4. 外阴　阴道　子宫颈　子宫内膜　子宫颈　子宫内膜

三、名词解释

指自生殖器病变处或可疑部位取小部分组织做病理学检查,简称活检。

四、简答题

1. (1)宫颈外口鳞—柱交接处或肉眼糜烂较深或特殊病变处取材。

(2)可疑宫颈癌者选 3、6、9、12 钟点取材。

(3)阴道镜指引下选择可疑部位取材。

(4)涂碘试验不着色区取材。

(5)宫颈锥切取材。

2. 活检后止血方法如下:

(1)带尾线纱球压迫止血。

(2)局部撒止血粉。

(3)注射止血剂如凝血酶等。

(4)电凝、冷冻。

(5)明胶海绵。

(6)肠线缝扎止血。

3. 患者应注意在术后 12～24 小时自行取出阴道内带尾线纱球(或纱布),并注意有无阴道流血,注意外阴清洁,1 个月内禁止盆浴及性生活。

(杨　晶)

八、输卵管通液术护理

【实训目的】

1. 掌握输卵管通液术的适应证和禁忌证。

2. 掌握输卵管通液术的操作方法。

3. 养成操作认真、负责的态度,树立对妇女人文关怀的理念。

【实训时间】

护理、助产专业2学时。

【实训方式】

教师示教后,学生分2～4人一组,在教师指导下,进行输卵管通液术的用物准备及操作,记录手术经过。

【实训准备】

1. 操作者准备 操作人员衣帽着装整洁,洗手、戴口罩;对好照明灯光;放好一次性臀垫。准备通液的液体,并查明压力表灵敏、注射器无堵塞。戴消毒手套,坐检查台前。

2. 患者准备 (1)时间准备:月经干净3～7天,术前禁止性生活。(2)患者用药准备:术前半小时肌内注射阿托品0.5mg解痉。(3)心理及体位准备:向患者解释此项手术的目的和意义,消除其紧张和疑虑,取得其配合;嘱患者排空膀胱、脱去裤子;协助患者上检查床,取膀胱截石位,两腿放于支腿架上,臀部齐床边,两手放于身体两侧,嘱其放松。

3. 物品准备 刮宫包1个(双层包布内有洞巾1块、治疗巾1块、窥阴器1个、长镊子1把、无菌持物钳1把、宫颈钳1把、探针1根、刮匙1把、宫颈导管、Y形管、纱布、棉球若干、长棉签2根)、压力表、注射器、消毒手套1副、0.1%苯扎溴铵棉球、2.5%碘酒、75%乙醇、生理盐水或抗生素溶液(庆大霉素6万U、地塞米松5mg、透明质酸酶1500U、注射用水20ml),可加用0.5%利多卡因2ml以减少输卵管痉挛,一次性臀垫2块。

【实训内容】

1. 协助术者用0.1%苯扎溴铵棉球擦洗外阴、阴道,铺无菌洞巾。

2. 术者行双合诊检查,确定子宫大小、位置及附件情况。

3. 放置窥阴器,暴露阴道及宫颈,再次消毒阴道及宫颈。

4. 宫颈钳夹持宫颈前唇,术者左手持宫颈钳向外轻拉宫颈,使宫颈与宫体之间角度拉平,右手用长棉签蘸2.5%碘酒和75%乙醇,消毒宫颈及宫颈管。

5. 右手持子宫探针顺子宫腔方向缓慢伸入宫腔,探查子宫腔方向、屈度和深度,再取出探针。

6. 右手持宫颈导管沿子宫腔方向缓慢进入宫腔,并使其与宫颈外口紧密相贴。

7. 用Y形管将宫颈导管与压力表、注射器相连,压力表应高于Y形管水平,以免液体进入压力表。

8. 将注射器与宫颈导管相连,并使宫颈导管内充满生理盐水或抗生素溶液。排出空气后沿宫腔方向将其置入宫颈管内,缓慢推注液体,压力不超过160mmHg。观察推注时阻力大小、经宫颈注入的液体是否回流,患者的下腹是否疼痛等,协助医生判断结果。

9. 用子宫探针探子宫腔深度,擦净阴道内血迹,取出宫颈钳及窥阴器。

10. 在手术过程中为医生提供所需器械及用物。

11. 操作过程中注意观察患者病情变化,必要时给予心理安慰,以缓解患者的紧张情绪。

12. 扶患者穿衣裤、下床,询问患者有无不适,嘱患者休息。

13. 清洗器械,整理操作台,填写手术记录,术后健康教育。

(备注:以上操作步骤中 2～6,9 由医生完成,护士需予以配合)

【注意事项】

1. 操作过程中主动与患者交流,态度和蔼,责任心强。

2. 术中严格无菌操作,术后 2 周内禁止性生活及盆浴,酌情应用抗生素以防感染。

3. 所用无菌生理盐水温度以接近体温为宜,以免液体过冷而致输卵管痉挛。

4. 注入液体时必须使宫颈导管紧贴宫颈外口,以防液体外漏。

【练习题】

一、填空题

1. 检查输卵管是否通畅有哪几种方法,如_____、_____、_____、_____、_____。

2. 输卵管通液术所用液体主要是_____、_____两种,可加_____以减少输卵管痉挛。

二、名词解释

输卵管通液术

三、简答题

1. 简述输卵管通液术的适应证。

2. 输卵管通液术有哪些禁忌证?

3. 输卵管通液术的结果评定是什么?

4. 输卵管通液术的注意事项是什么?

【参考答案】

一、填空题

1. 输卵管造影　输卵管通液　腹腔镜下输卵管美兰通液　宫腔镜下输卵管插管通液　B 超下输卵管通气

2. 生理盐水　抗生素溶液(庆大霉素 6 万 U、地塞米松 5mg、透明质酸酶 1500U、注射用水 20ml)　0.5%利多卡因 2ml

二、名词解释

指由检查者通过导管向宫腔内注入液体,根据注液阻力大小、有无回流及注入液体量和患者感觉等判断输卵管是否通畅。

三、简答题

1.(1)不孕症,男方精液正常,怀疑有输卵管阻塞者。

(2)检验和评价输卵管绝育术、输卵管再通术和输卵管成形术的效果。

(3)对输卵管轻度粘连有疏通作用。

2.(1)内外生殖器的急性炎症或慢性炎症急性或亚急性发作,体温高于 37.5 度。

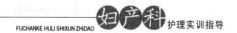

（2）月经期或有不规则阴道流血。

（3）可疑妊娠。严重的全身性疾病，如心、肺功能异常等，不能耐受手术。

3.（1）通畅：顺利推入20ml生理盐水无阻力，压力维持在60～80mmHg以下，或开始稍有阻力，然后阻力消失，无液体回流，患者也无不适感，提示输卵管通畅。

（2）勉强推入5ml生理盐水即感有阻力，压力表见压力持续上升而无下降，患者感下腹胀痛，停止推注后液体又回流至注射器内，表明输卵管阻塞。

（3）注射液体有阻力，再经加压注入又能推进，说明轻度粘连已被分离，患者感轻微腹痛。

4.（1）操作过程中主动与患者交流，态度和蔼，责任心强。

（2）术中严格无菌操作，术后2周内禁止性生活及盆浴，酌情应用抗生素以防感染。

（3）所用无菌生理盐水温度以接近体温为宜，以免液体过冷而致输卵管痉挛。

（4）注入液体时必须使宫颈导管紧贴宫颈外口，以防液体外漏。

（杨　晶）

九、诊断性刮宫术护理

【实训目的】

1. 掌握诊断性刮宫术的适应证和禁忌证。

2. 掌握诊断性刮宫术的操作方法。

3. 养成操作认真、负责的态度,树立对妇女人文关怀的理念。

【实训时间】

护理、助产专业2学时。

【实训方式】

教师示教后,学生分2~4人一组,在教师指导下,进行诊断性刮宫术的用物准备及操作,记录手术经过。

【实训准备】

1. 操作者准备 操作人员衣帽着装整洁,洗手、戴口罩;对好照明灯光;放好一次性臀垫。准备标本瓶,瓶外标明患者姓名、日期、标本号、取材部位。戴消毒手套,坐检查台前。

2. 患者准备 向患者解释此项手术的目的和意义,消除其紧张和疑虑,取得其配合;嘱患者排空膀胱、脱去裤子;协助患者上检查床,取膀胱截石位,两腿放于支腿架上,臀部齐床边,两手放于身体两侧,嘱其放松。

3. 物品准备 刮宫包1个(双层包布内有洞巾1块、治疗巾1块、窥阴器1个、长镊子1把、无菌持物钳1把、宫颈钳1把、探针1根、刮匙1把、纱布、棉球若干、长棉签2根)、消毒手套1副、标本小瓶(数量按需要而定)、0.1%苯扎溴铵棉球、2.5%碘酒、75%乙醇、10%甲醛、一次性臀垫2块。

【实训内容】

1. 用0.1%苯扎溴铵棉球擦洗外阴、阴道,铺无菌洞巾。

2. 行双合诊检查,确定子宫大小、位置及附件情况。

3. 放置窥阴器,暴露阴道及宫颈,再次消毒阴道及宫颈。

4. 宫颈钳夹持宫颈前唇,术者左手持宫颈钳向外轻拉宫颈,使宫颈与宫体之间角度拉平,右手用长棉签蘸2.5%碘酒和75%乙醇,消毒宫颈及宫颈管。

5. 右手持子宫探针顺子宫腔方向缓慢伸入宫腔,探查子宫腔方向、屈度和深度,再取出探针。

6. 右手持小号刮匙沿子宫腔方向缓慢进入宫腔,自子宫底部至宫颈内口逆时针方向轻刮一周(图2-9-1)。

7. 需做分段诊刮者,应用小刮匙先自子宫颈内口向外口刮一周,然后用子宫探针进入宫腔探查子宫,接下来再刮子宫腔(图2-9-2)。

8. 刮出物分别装瓶,10%甲醛固定。

9. 子宫探针探子宫腔深度,擦净阴道内血迹,取出宫颈钳及窥阴器。

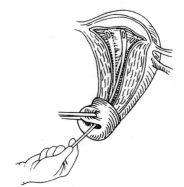

图2-9-1 诊断性刮宫

10. 检查中询问患者有无不适。

11. 扶患者穿衣裤、下床,清洗器械,整理操作台,填写手术记录及病理检查申请单,并健康教育。

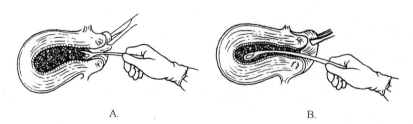

图 2-9-2　分段诊刮

A. 先刮宫颈；B. 再刮宫腔

12. 标本及时送病理学检查。

(备注：以上操作步骤中 2～9 由医生完成,护士需予以配合)

【注意事项】

1. 操作过程中主动与患者交流,态度和蔼,责任心强。

2. 术中严格无菌操作,术后 2 周内禁止性生活及盆浴,以防感染。

3. 应注意对不同疾病,刮宫时间的选择有所不同。如不孕症或黄体功能不全,应在月经前或月经来潮 6 小时内刮宫,以判断有无排卵或黄体功能。

4. 出血、子宫穿孔、感染是刮宫的主要并发症,故应术前输液、配血并做好开腹准备。哺乳期、绝经后及子宫患有恶性肿瘤者,均应查清子宫位置并仔细操作,以防子宫穿孔。

5. 长期有阴道流血者,宫腔内常有感染,刮宫能促使感染扩散,术前、术后应给予抗生素。

6. 术者在操作时唯恐不彻底、反复刮宫,不但伤及子宫内膜基底层,甚至刮出肌纤维组织,造成子宫内膜炎或宫腔粘连,导致闭经,应注意避免。术后健康教育。

【练习题】

一、单项选择题

1. 确定子宫内膜癌最可靠的依据是　　　　　　　　　　　　　　　（　　）

A. 病史　　　　　　　　　B. 体格检查　　　　　　　C. 分段诊刮及组织病理检查

D. 宫腔镜检查　　　　　　E. 宫颈活检

2. 有关诊断闭经的辅助措施是　　　　　　　　　　　　　　　　　（　　）

A. 一般性诊刮术　　　　　B. 分段诊刮术　　　　　　C. 宫颈活检

D. 阴道镜检查　　　　　　E. 碘试验

3. 诊断无排卵功血最可靠的方法是　　　　　　　　　　　　　　　（　　）

A. 宫颈黏液检查　　　　　B. 阴道脱落细胞检查　　　C. 诊断性刮宫

D. 基础体温测定　　　　　E. B 型超声检查

二、填空题

1. 诊断性刮宫术可以了解子宫内膜病变,如＿＿＿＿＿＿、＿＿＿＿＿＿、＿＿＿＿＿＿＿＿＿＿＿＿＿,妇科内分泌疾病如＿＿＿＿＿＿、＿＿＿＿＿＿、＿＿＿＿＿＿。

2. 诊刮术可以治疗子宫出血性疾病,如＿＿＿＿＿＿、＿＿＿＿＿＿、＿＿＿＿＿＿等,以达到止血的目的。

3. 诊刮术主要是刮取_____,分_____和_____两种。

三、名词解释

功血

四、简答题

1. 简述诊断性刮宫的适应证。

2. 诊刮术有哪些禁忌证?

3. 分段诊刮术与一般诊刮术有何不同?

【参考答案】

一、单项选择题

1. C　2. A　3. C

二、填空题

1. 子宫内膜增生　子宫内膜结核　息肉　子宫内膜癌　闭经　不孕　功血

2. 不全流产　分娩或引产后胎盘胎膜残留　功血

3. 子宫内膜　一般性诊刮术　分段诊刮术

三、名词解释

指由调节生殖的神经内分泌机制失常引起的异常子宫出血,经检查内外生殖器官无器质性病变、无全身出血性疾病。

四、简答题

1. (1)子宫异常出血或阴道排液,须证实或排除子宫内膜癌、颈管癌或其他病变如流产、子宫内膜炎者。

(2)月经失调,如功能失调性子宫出血或闭经,须了解子宫内膜的变化及其对性激素的反应等。

(3)不孕症须了解有无排卵或疑有子宫内膜结核者。

(4)因宫腔内有组织残留或功血长期多量出血时,刮宫不仅有助于诊断,还有止血效果。

2. 滴虫、真菌感染或细菌感染的急性阴道炎、宫颈炎,急性或亚急性盆腔炎。

3. 分段诊刮先不探查宫腔深度;先刮颈管,再刮宫腔;分别装瓶、固定、送检。

(杨　晶)

十、阴道灌洗

【实训目的】

1. 掌握阴道灌洗的方法。

2. 掌握阴道灌洗的适应证及禁忌证。

3. 养成操作认真、负责的态度,树立对妇女人文关怀的理念。

【实训时间】

护理、助产专业 2 学时。

【实训方式】

教师示教后,学生分 2～4 人一组,在教师指导下,进行阴道灌洗的用物准备及操作。

【实训准备】

1. 操作者准备 衣帽着装整洁;对好照明灯光;注意屏风遮挡,保护患者隐私。戴清洁手套,面向患者,立于患者两腿之间。协助患者取膀胱截石位,臀下铺治疗巾、橡皮布,下接污水桶(若在病床上灌洗,则臀下放橡皮布、治疗巾、便盆,床边放屏风)。

2. 患者准备 向患者解释此项操作的目的和意义,消除其紧张和疑虑,取得其配合;嘱患者排空膀胱、脱去一侧裤腿;协助患者上检查床,取膀胱截石位,两足放支腿架上,臀部齐床边,两手放于身体两侧,嘱其放松。

3. 用物准备 量杯、灌洗桶连橡皮管、灌洗头(可与橡皮管相连)、灌洗液约 1000ml、弯盘、大镊子、水温计、输液架、污水桶、常用灌洗液(1∶5000 高锰酸钾溶液、1%乳酸溶液、0.5%醋酸溶液、2%～4%碳酸氢钠溶液等)、一次性臀垫(治疗巾)2 张。

【实训内容】

1. 将灌洗桶挂于距床面 70cm 的高处,将橡皮管与灌洗头相连,打开灌洗头开关,排去管内空气,试水温适当后备用(灌洗液水温在 41～43℃为宜)。

2. 操作者右手持灌洗头,打开开关,先冲洗外阴(Z 型冲洗,从上到下),然后用左手分开小阴唇,将灌洗头沿阴道侧壁缓缓插入 6～8cm,方向向前向上,达穹隆部。灌洗时应将灌洗头围绕宫颈轻轻上下左右移动。

3. 当灌洗液剩下 100ml 时,抽出灌洗头,再次冲净外阴部,关闭灌洗头开关。

4. 扶患者坐起,稍加腹压使阴道内液体流净,用干棉球或纱布块擦干净外阴水渍(照外阴消毒顺序),撤去便盆,协助患者穿衣。

5. 整理物品。

【注意事项】

1. 灌洗液温度不宜过高或过低,温度过高可能烫伤阴道黏膜,过低则使患者不舒服。

2. 灌洗桶距床面不得超过 70cm,以免压力过大,灌洗液进入宫腔引起感染或流出过快在阴道内停留时间过短,达不到灌洗效果。

3. 在灌洗过程中操作要轻柔,灌洗头不宜插入过深,以免损伤阴道壁或宫颈组织。

4. 月经期、产后、妇科手术后两周内及不规则阴道流血者禁忌灌洗,只做外阴擦洗。

5. 不了解阴道情况时可用窥阴器扩开阴道,暴露宫颈,直视下冲洗效果会更好。

6. 未婚者不做阴道灌洗,必要时可用小号灌洗头或导尿管灌洗。术后健康教育。

【练习题】

一、单项选择题

1. 治疗已婚妇女滴虫性阴道炎,多选用 （ ）

A. 1∶5000 呋喃西林溶液   B. 4％碳酸氢钠溶液

C. 1∶1000 苯扎溴铵溶液   D. 10％洁尔阴溶液

E. 0.5％～1％乳酸溶液

二、填空题

1. 阴道灌洗有＿＿＿＿＿＿＿＿、＿＿＿＿＿＿＿和＿＿＿＿＿＿＿＿作用。

2. 为防止感染,在＿＿＿＿＿＿、＿＿＿＿＿＿、＿＿＿＿＿＿、＿＿＿＿＿＿期禁止阴道灌洗。

3. 阴道灌洗常用的药液有＿＿＿＿＿＿＿、＿＿＿＿＿、＿＿＿＿＿＿、＿＿＿＿＿＿、＿＿＿＿＿＿、＿＿＿＿＿。

4. 阴道灌洗的适应证为＿＿＿＿＿＿＿、＿＿＿＿＿＿、＿＿＿＿＿＿＿、＿＿＿＿＿＿、＿＿＿＿。

三、简答题

简述阴道灌洗的适应证、禁忌证。

【参考答案】

一、选择题

1. E

二、填空题

1. 清洁　收敛　热疗

2. 月经期　妊娠期　阴道流血者　产褥期

3. 1∶5000 高锰酸钾溶液　10％洁尔阴溶液　1∶1000 苯扎溴铵溶液　1％乳酸溶液　2％～4％碳酸氢钠溶液　0.5％醋酸溶液

4. 阴道炎　宫颈炎　盆腔炎　术前准备　放疗的常规清洁

三、简答题

适应证：阴道灌洗用于阴道炎、宫颈炎、盆腔炎、术前准备、放疗的常规清洁。

禁忌证：月经期、妊娠期、阴道流血者、产褥期禁止阴道灌洗。

（杨　晶）

十一、阴道擦洗

【实训目的】

1. 掌握阴道灌洗的方法。

2. 掌握阴道灌洗的适应证及禁忌证。

3. 养成操作认真、负责的态度,树立对妇女人文关怀的理念。

【实训时间】

护理、助产专业2学时。

【实训方式】

教师示教后,学生分2~4人一组,在教师指导下,进行阴道灌洗的用物准备及操作。

【实训准备】

1. 操作者准备 衣帽整洁;对好照明灯光;注意屏风遮挡,保护患者隐私,铺一次性臀垫。

2. 患者准备 核对患者床号、姓名、住院号;向患者解释此项操作的目的和意义,消除其紧张和疑虑,取得其配合;嘱患者排空膀胱、脱去一侧裤腿;协助患者上检查床,取膀胱截石位,两足放支腿架上,臀部齐床边,两手放于身体两侧,嘱其放松。

3. 用物准备 治疗车、方盘、会阴擦洗包(内含弯盘1对、卵圆钳2把、消毒小药杯1个)、大镊子、棉球罐(内含消毒干棉球)、碘附原液100ml或0.1%苯扎溴铵100ml、污水桶、一次性臀垫(治疗巾)2张、一次性手套1双、一次性窥阴器1只。润滑油少许。碘附原液100ml或0.1%苯扎溴铵100ml倒入干棉球罐,充分浸渍。打开会阴擦洗包,取3~5只已充分浸渍消毒液的棉球放于小药杯中。

【实训内容】

1. 戴清洁手套,面向患者,立于患者两腿之间。放置窥阴器,可固定窥阴器。

2. 将擦洗弯盘放在治疗巾上,夹取3只消毒棉球放于一个无菌弯盘,分别钳取消毒棉球进行阴道擦洗。

3. 左手扶住窥阴器,右手夹取消毒棉球擦洗宫颈、阴道宫颈穹隆、阴道壁。边擦洗边左手轻轻转动窥阴器,并围绕宫颈轻轻上下左右移动。

4. 再固定窥阴器。再次用消毒棉球擦洗阴道,共重复两次,可视清洁度多擦洗两遍。

5. 窥阴器退出阴道,更换干净臀垫。

6. 协助患者穿好裤子,扶患者坐起,协助患者下床。

7. 整理用物,洗手记录。术后健康教育。

【注意事项】

1. 天冷时注意保暖,注意保护患者隐私。

2. 擦洗时注意观察阴道内分泌物情况。如分泌物多、异味重、宫颈炎症,则应多擦洗几个棉球,并注意棉球上分泌物多时及时更换。

3. 在擦洗过程中操作要轻柔,卵圆钳不宜插入过深,以免损伤阴道壁或宫颈组织。

4. 在擦洗时,应轻轻转动窥阴器,并围绕宫颈轻轻上下左右移动,确保穹隆和阴道壁各个侧面均被擦到,达到理想的擦洗效果。

5. 不了解阴道情况时建议用窥阴器扩开阴道,暴露宫颈,直视下擦洗效果会更好。

6. 未婚者不做阴道擦洗,必要时可做外阴擦洗。

【练习题】

一、单项选择题

1. 阴道擦洗治疗已婚妇女滴虫性阴道炎,多选用　　　　　　　　　　　　　（　　）

A. 1∶5000 呋喃西林溶液　　　　　　　　　B. 4％碳酸氢钠溶液

C. 1∶1000 苯扎溴铵溶液或碘附原液 100ml　　D. 10％洁尔阴溶液

E. 0.5％～1％乳酸溶液

二、填空题

1. 阴道擦洗有＿＿＿＿＿＿＿、＿＿＿＿＿＿＿和＿＿＿＿＿＿＿＿作用,达到控制和治疗炎症的目的。

2. 子宫切除术前阴道擦洗的作用有＿＿＿＿＿＿、＿＿＿＿＿＿、＿＿＿＿＿＿。

3. 阴道擦洗常用的药液有＿＿＿＿＿＿、＿＿＿＿＿＿。

三、简答题

简述阴道擦洗的适应证、禁忌证。

【参考答案】

一、选择题

1. C

二、填空题

1. 清洁阴道　减少阴道分泌物　缓解局部充血

2. 阴道与宫颈保持清洁　避免上行性感染　减少术后阴道残端感染出血风险

3. 1∶1000 苯扎溴铵溶液　碘附原液

三、简答题

适应证:阴道擦洗用于各种阴道炎、各种宫颈炎、子宫切除术前阴道准备和阴道手术前阴道准备。

禁忌证:未婚、阴道大出血者、患者不愿意者禁止阴道擦洗。

（杨　晶）

十二、阴道或宫颈上药

【实训目的】

1. 掌握阴道或宫颈上药的方法,对不同剂型的药物采用正确的上药方法。

2. 养成操作认真、负责的态度,树立对妇女人文关怀的理念。

【实训时间】

护理、助产专业 2 学时。

【实训方式】

教师示教后,学生分 2～4 人一组,在教师指导下,进行阴道或宫颈上药的用物准备及操作。

【实训准备】

1. 操作者准备 衣帽着装整洁;对好照明灯光;放置一次性臀垫;戴清洁手套,先阴道灌洗或擦洗;安放窥阴器,暴露阴道和宫颈,用无菌纱布或干棉球拭净阴道内水迹。

2. 患者准备 向患者解释此项操作的目的和意义,消除其紧张和疑虑,取得其配合;核对患者床号(或住院号)、性别、姓名。嘱患者排空膀胱、脱去一侧裤腿;协助患者上检查床,取膀胱截石位,两足放支腿架上,臀部齐床边。

3. 物品准备 阴道灌洗的用物:量杯、灌洗桶连橡皮管、灌洗头(可与橡皮管相连)、灌洗液约 1000ml、弯盘、大镊子、水温计、输液架、污水桶、常用灌洗液(1:5000 高锰酸钾溶液、1%乳酸溶液、0.5%醋酸溶液、2%～4%碳酸氢钠溶液等)。一次性臀垫(治疗巾)2 张。除用于阴道灌洗的用物外,还需窥阴器、弯盘、长镊子、纱布、带尾线纱球、治疗药物。

【实训步骤】

1. 纳入法 凡栓剂、片剂、丸剂可用此法。用窥阴器暴露宫颈后,用大镊子夹住药片直接放入后穹隆,然后缓慢退出窥阴器;或将药片用带尾线纱球顶塞于宫颈部,退出窥阴器,线尾留在阴道口外,用胶布固定于外阴,嘱患者 12～24 小时后牵引线尾自行取出(亦可教会患者自己放入:临睡前洗净双手,坐浴或阴道灌洗后,分开阴唇,用食指将药片沿阴道后壁向下向后推至深处)。

2. 涂擦法 液体、药膏或粉剂可用此法。窥阴器暴露宫颈后取长棉签蘸取药液、药粉或药膏均匀涂抹于病变处。如为腐蚀性药物如 20%硝酸银液,则应在阴道内置干纱布衬垫以保护正常组织。

3. 喷洒法 粉剂上药可用此法。窥阴器暴露宫颈后,可用喷粉器直接将药粉喷洒于病变处;或将药粉撒于带尾线大纱球上,将纱球顶塞于宫颈部,再退出窥阴器,线尾留在阴道口外,以胶布固定,嘱患者 12～24 小时后自行取出。

【注意事项】

1. 阴道宫颈上药一般每天或隔天一次,如家中自行上药,应嘱患者临睡前上药,上药后避免走动。

2. 月经期或阴道出血时应停止上药。

3. 上药期间禁止性生活。

4. 未婚妇女如需上药时可用长棉签涂抹,棉花务必捻紧,以防脱落遗留在阴道内。

5. 应用腐蚀性药物时,要注意保护正常组织。术后健康教育。

【练习题】

一、单项选择题

1. 对于未婚妇女滴虫性阴道炎的治疗,应首选 （　　）

A. 阴道内塞滴维净　　　　　　　　　　B. 阴道内塞甲硝唑

C. 阴道内塞中药制剂　　　　　　　　　D. 口服甲硝唑

E. 口服曲古霉素

2. 患者外阴瘙痒1周,查阴道黏膜覆以膜状物,擦除后露出红肿黏膜面。下列正确的处理应是 （　　）

A. 局部用克林霉素软膏　　　　　　　　B. 阴道内放置达克宁栓

C. 阴道内放置甲硝唑片　　　　　　　　D. 阴道内放置尼尔雌醇片

E. 外阴部用0.5%醋酸液洗涤

3. 28岁妇女,主诉白带增多,检查宫颈阴道部宫口周围外观呈细颗粒状红色区,占整个宫颈面积的2/3,宫颈刮片巴氏染色Ⅱ级。本例恰当处置应是 （　　）

A. 涂硝酸银腐蚀　　　B. 阴道内放置药物　　　C. 物理治疗

D. 宫颈锥形切除　　　E. 宫颈切除

二、填空题

1. 阴道宫颈上药适用于治疗各种＿＿＿＿＿＿＿、＿＿＿＿＿＿＿＿。

2. 阴道宫颈上药的方法有＿＿＿＿＿＿＿、＿＿＿＿＿＿＿＿、＿＿＿＿＿＿＿。

三、简答题

简述阴道宫颈局部上药的注意事项。

【参考答案】

一、单项选择题

1. D　　2. B　　3. C

二、填空题

1. 阴道炎　急慢性宫颈炎

2. 涂擦法　纳入法　喷洒法

三、简答题

阴道宫颈局部上药的注意事项如下:

(1) 未婚妇女上药不用窥阴器。

(2) 上药前冲洗阴道,可提高疗效。

(3) 阴道涂药时阴道各壁均应涂抹均匀。

(4) 如放置带尾线纱球,应嘱患者12~24小时后取出。

（杨　晶）

十三、盆底功能锻炼指导

【实训目的】

1. 掌握盆底功能锻炼的技巧,方法正确。
2. 能判断盆底肌群收缩部位是否正确。
3. 能指导患者进行盆底功能锻炼。
4. 养成操作认真、负责的态度,树立对患者人文关怀的理念。

【实训时间】

护理专业 2 学时,助产专业 4 学时(操作及考核)。

【实训方式】

教师示教后,学生分 2~4 人一组,在教师指导下学生练习,同时多媒体循环播放这一操作的真实情景录像片,操作后学生记录检查结果并书写实训报告。

【实训准备】

1. 操作者准备 操作者衣帽着装整洁;向患者介绍锻炼的目的和过程,取得患者配合;注意保护患者隐私,注意环境温度;操作前洗手,站立于患者右侧。

2. 患者准备 排空膀胱,仰卧位,两腿屈曲稍外展,会阴部袒露充分。

3. 物品准备 无菌手套及滑石粉一小纸包(放手套袋内)、会阴模型、手表。

【实训内容】

1. 指导患者有意识地对以耻骨—尾骨肌肉群(即肛提肌)为主的盆底肌肉群进行自主性收缩锻炼,以加强控尿能力及盆底肌肉力量,即盆底功能锻炼(又称 Kegel 运动)(图 2-13-1)。

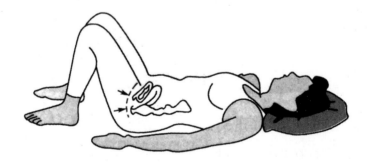

图 2-13-1　盆底功能锻炼

2. 指导患者做类似中断排尿的过程。嘱患者在排尿的中途,有意让尿线停止几秒钟,然后再继续排尿……如此反复收缩、放松几次,告知患者感到舒缩运动的肌肉就是盆底肌肉群。进行这样的尝试时,须告知产妇注意背部、腹部、大腿等部分的肌肉应当充分松弛。可以这样多练习几次,特别要注意与收缩肛门的肌肉有所不同。

3. 指导患者掌握耻骨—尾骨肌肉群(即肛提肌)的位置。如果不能掌握,嘱患者将食指、中指放入阴道内,以感觉上述肌肉群的收缩,如果手指感受到来自周围紧裹的压力,则说明收缩部位正确。同时将另一只手放于腹部,应感受到腹部处于放松状态(图 2-13-2)。

4. 指导患者取不同姿势(卧、坐或站位),吸气时尽量收缩,持续 6～8 秒。呼气时放松,反复练习,直到掌握为止,避免腿部及臀部肌肉的参与。

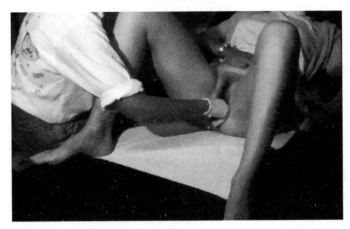

图 2-13-2　指导盆底功能锻炼

5. 练习 15～30 分钟为 1 组,每天练习 2～3 组;或者不刻意分组,自择时段每天做 150～200 次,6～8 周为 1 个疗程。

【注意事项】

1. 初始练习时应循序渐进,过多用力收缩会使肌肉酸痛、乏力。

2. 等同时间内练习,持续收缩的时间延长比多次、短促收缩更有效。

3. 嘱患者有意识地训练情景反射,做到咳嗽、打喷嚏或大笑之前能主动而有力地收缩盆底肌肉。

【练习题】

一、单项选择题

1. 关于盆底肌肉的作用,下列哪项错误　　　　　　　　　　　　　　　　　　( )

A. 维持盆腔脏器正常的解剖位置　　　　　　　B. 控制排便

C. 维持阴道的紧缩度　　　　　　　　　　　　D. 控制子宫收缩

E. 增加性快感

2. 常见盆底功能障碍症状,下列哪项错误　　　　　　　　　　　　　　　　　( )

A. 阴道松弛　　　　　　　B. 便秘　　　　　　　　C. 性生活不满意

D. 反复泌尿道感染　　　　E. 压力性尿失禁

3. 有关盆底功能锻炼,下列哪项正确　　　　　　　　　　　　　　　　　　　( )

A. 腹部肌肉应放松　　　　B. 臀部肌肉要收缩　　　C. 应取卧位

D. 3～4 周为 1 个疗程　　　E. 多次、短促收缩效果更好

4. 指导患者进行盆底功能锻炼,下列哪项错误　　　　　　　　　　　　　　　( )

A. 练习时应循序渐进　　　B. 腰酸背痛是正常的　　C. 取任何姿势都可以

D. 在任何时候都可以　　　E. 排尿过程中中断尿流可以感受肌群收缩

二、填空题

1. 压力性尿失禁表现为_____、_____、_____等增加腹压时尿液不自主溢出。

2. 盆底功能障碍的治疗分为_____和_____。_____主

要有_____、_____及电刺激疗法。

3. 盆底功能锻炼(又称 Kegel 运动),即指导患者有意识地对以_____为主的盆底肌肉群进行_____锻炼,以加强_____及_____。

4. 指导患者进行盆底功能锻炼,将食指、中指两只手指放入阴道内,以感觉肌肉群的收缩,如果手指感受到_____,说明肌群收缩部位正确。

三、名词解释

Kegel 运动

四、简答题

1. 如何指导患者进行正确的盆底功能锻炼?

2. 进行盆底功能锻炼的注意事项有哪些?

【参考答案】

一、单项选择题

1. D   2. B   3. A   4. B

二、填空题

1. 咳嗽   大笑   用力排便时

2. 手术治疗   非手术治疗   非手术治疗   盆底肌锻炼   生物反馈疗法

3. 耻骨—尾骨肌肉群(即肛提肌)   自主性收缩   控尿能力   盆底肌肉力量

4. 来自周围紧裹的压力

三、名词解释

有意识地对以耻骨—尾骨肌肉群(即肛提肌)为主的盆底肌肉群进行自主性收缩锻炼,以加强控尿能力及盆底肌肉力量,即盆底功能锻炼。

四、简答题

1. ①指导患者做类似中断排尿的过程。嘱患者在排尿的中途,有意让尿线停止几秒钟,然后再继续排尿……如此反复收缩、放松几次,告知患者感到舒缩运动的肌肉就是盆底肌肉群。进行这样的尝试时,须告知患者注意背部、腹部、大腿等部分的肌肉应当充分松弛。可以这样多练习几次,特别要注意与收缩肛门的肌肉有所不同。②指导患者了解耻骨—尾骨肌肉群(即肛提肌)的位置:嘱患者将食指、中指放入阴道内,以感觉上述肌肉群的收缩,如果指尖感受到来自侧方的压力,则说明收缩部位正确。同时将另一只手放于腹部,感受到腹部处于放松状态。③取不同姿势(卧、坐或站位)练习,吸气时尽量收缩,持续 6～8 秒。呼气时放松,反复练习,直到掌握为止,避免腿部及臀部肌肉的参与。④练习 15～30 分钟为 1组,每天练习 2～3 组;或者不刻意分组,自择时段每天做 150～200 次,6～8 周为 1 个疗程。

2. ①孕产妇初始练习时应循序渐进,过多用力收缩会使肌肉酸痛、乏力。②等同时间内练习,持续收缩的时间延长比多次、短促收缩更有效。③嘱患者有意识地训练情景反射,做到咳嗽、打喷嚏或大笑之前能主动而有力地收缩盆底肌肉。

(徐小萍)

十四、宫内节育器放置术护理

【实训目的】

1. 了解宫内节育器放置术的适应证、禁忌证及操作方法。

2. 掌握宫内节育器放置术的并发症及防治。

3. 能够协助医生完成宫内节育器放置术。

4. 掌握术后宣教的内容。

【实训时间】

护理、助产专业2学时。

【实训方式】

教师示教后,学生分2~4人一组,在教师指导下,进行宫内节育器放置术的用物准备及操作,并记录手术经过。

【实训准备】

1. 操作者准备　衣帽着装整洁,对好照明灯光,一次性中单铺于床尾。注意屏风遮挡,保护患者隐私。

2. 患者准备　向患者解释此项操作的目的和意义,消除其紧张和疑虑,取得其配合。嘱患者排空膀胱、脱去一侧裤腿;协助患者上检查床,取膀胱截石位,臀部齐床边,两手放于身体两侧,嘱其放松。

3. 用物准备　①放环包:窥阴器1个、宫颈钳1把、探针1根、宫颈扩张器1套、放环叉1把、弯盘1个、剪刀1把、小药杯1个、洞巾1块、治疗巾1块、干棉球若干、干纱布2块、长棉签2根,以上物品双层包布打包集中消毒后备用。②其他一次性医用中单1张、消毒用卵圆钳2把、碘附或新洁尔灭棉球若干、安尔碘一瓶、一次性橡胶手套1副、适合患者的宫内节育器、急救药品。

【实训内容】

1. 协助医生对患者进行常规外阴、阴道消毒。

2. 打开手术包,戴无菌手套,协助医生铺无菌洞巾、按序摆放手术器械。

3. 常规行双合诊检查,核实子宫大小、位置及附件情况,更换手套。

4. 放置窥阴器,暴露阴道及宫颈,再次消毒阴道及宫颈,以棉签消毒宫颈管。

5. 宫颈钳夹持宫颈前唇,若子宫过度前倾,则钳夹宫颈后唇,术者左手持宫颈钳向外轻拉宫颈,使宫颈与宫体之间角度减小。

6. 右手持子宫探针,顺子宫腔方向轻轻插入子宫腔直达宫底,测量子宫腔深度后取出。

7. 根据所选宫内节育器的种类、型号及宫颈松紧程度,决定是否扩张宫颈管。如宫型节育器、γ型节育器、金塑铜环、药铜环165等,应用宫颈扩张器扩至5.5~6号。

8. 取准备放置的节育器,向医生核实无误,并告知患者,示以实物。

9. 撕开节育器外包装,并将包装内面适当外翻,将节育器投放到无菌操作台上或递给医生;如使用消毒液浸泡的节育器,应使用无菌生理盐水或注射用水冲洗后放在无菌操作台上或递给医生。协助医生测量有尾丝节育器尾丝总长度。

10. 缓缓牵拉宫颈,拉直子宫轴线。根据宫内节育器种类及包装内配套放置设备选择适当的放置方法,现讲解两种常用方法(图 2-14-1):

(1) 活性环形节育器金属叉放置法:将节育器装在放环叉上,顺子宫腔方向轻轻送入宫腔达宫底部,放环叉退至宫颈内口处,再向内轻推环的下缘,使环上缘抵达宫底部,取出放环叉。

(2) T 形节育器放置术:①将 T 形节育器的双横臂轻轻下折,横臂下折时间不宜超过3 分钟,并将双横臂远端插入放置管内。②将套管上的限位器上缘移至宫腔深度的位置。③将带节育器的放置器沿子宫腔方向送达宫腔底部。④固定内芯,后退放置套管,使节育器的横臂脱出套管。⑤再将套管上推节育器并稍待片刻,使节育器处在宫腔底部。⑥先取出内芯,然后小心取出放置套管。⑦测量阴道内尾丝长度,以核对节育器是否放置到位(阴道内尾丝长度=尾丝总长度+宫内节育器长度-宫腔深度)。⑧在宫颈外口 1.5~2cm 处剪去多余尾丝,记录留置尾丝的长度。

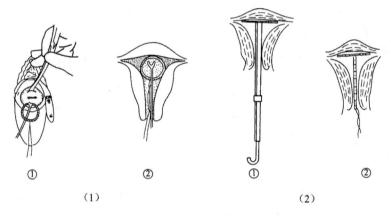

图 2-14-1 宫内节育器放置术
(1) 环形节育器放置术:①用放环叉放入节育环;②将节育环放到子宫底。
(2) T 形节育器放置术:①用放置器将节育器放入子宫腔固定中轴后退出套管;
②T 形节育器放入子宫腔内。

11. 取下宫颈钳,注意观察宫颈钳夹处有无出血,再次消毒宫颈后取出窥阴器。

12. 协助受术者穿裤、下床,告知所放节育器的有效期,并嘱术后注意事项。

13. 整理用物,做好手术记录。

(备注:以上操作步骤中 3~7,10,11 由医生完成,护士需予以配合)

【注意事项】

1. 严格无菌操作。

2. 术后休息 3 天,1 周内忌重体力劳动,2 周内禁止性生活及盆浴,3 个月内月经期或排便时注意有无节育器脱落。术后 1、3、6、12 个月复查,以后每年一次随访直至停用。

3. 告知患者所放节育器使用年限,嘱按时取出。

4. 做好放置节育器后的宣教工作,介绍放置节育器后的常见副作用,如少量阴道流血、下腹不适,3~7 天后即可自行消失。若出血较多或腹痛严重、发热,应及时就诊。

【练习题】

一、单项选择题

1. 应用宫内节育器的适应证是 　　　　　　　　　　　　　　　　（　　）

A. 宫腔息肉　　　　　　B. 不规则阴道流血　　　　C. 已婚健康妇女

D. 重度贫血　　　　　　E. 子宫黏膜下肌瘤

2. 我国现在最常用的避孕措施是 　　　　　　　　　　　　　　　　（　　）

A. 避孕套　　　　　　　B. 阴道隔膜　　　　　　　C. 宫内节育器

D. 口服避孕药　　　　　E. 安全期避孕

二、填空题

1. 宫内节育器常见不良反应有＿＿＿＿＿＿＿、＿＿＿＿＿＿＿＿、＿＿＿＿＿＿＿、＿＿＿＿＿＿、＿＿＿＿＿＿＿。

2. 宫内节育器放置术的并发症有＿＿＿＿＿＿＿、＿＿＿＿＿＿＿＿、＿＿＿＿＿＿＿＿、＿＿＿＿＿＿＿＿＿、＿＿＿＿＿＿＿＿＿、＿＿＿＿＿＿＿等。

3. 宫内节育器放置术施术最佳时机为＿＿＿＿＿＿＿＿。

三、简答题

1. 如何对放置宫内节育器者进行的健康教育？

【参考答案】

一、单项选择题

1. C　　2. C

二、填空题

1. 经量增多　经期延长　少量点滴出血　白带增多　腰腹坠胀感

2. 子宫穿孔　感染　节育器异位　节育器嵌顿或断裂　节育器下移或脱落　带器妊娠

3. 月经干净后 3～7 天无性交。

三、简答题

1. 健康教育：术后休息 3 天，1 周内忌重体力劳动，2 周内忌盆浴及性生活，保持外阴清洁；定期进行随访；3 个月内每次月经期或排便时注意有无节育器脱落。

（苏晓敏）

十五、宫内节育器取出术护理

【实训目的】

1. 掌握宫内节育器取出术的适应证、禁忌证及操作方法。
2. 向受术者宣教宫内节育器取出术后的注意事项。
3. 能够协助医生完成宫内节育器取出术。
4. 掌握术后宣教内容。

【实训时间】

护理、助产专业 2 学时。

【实训方式】

教师示教后,学生分 2～4 人一组,在教师指导下,进行宫内节育器取出术的用物准备及操作,并记录手术经过。

【实训准备】

1. 操作者准备 衣帽着装整洁,对好照明灯光,一次性中单铺于床尾。注意屏风遮挡,保护患者隐私。

2. 患者准备 向患者解释此项操作的目的和意义,消除其紧张和疑虑,取得其配合。嘱患者排空膀胱、脱去一侧裤腿;协助患者上检查床,取膀胱截石位,臀部齐床边,两手放于身体两侧,嘱其放松。

3. 用物准备 ①取环包:窥阴器 1 个、宫颈钳 1 把、探针 1 根、宫颈扩张器 1 套、取环钩 1 把、弯盘 1 个、小药杯 1 个、洞巾 1 块、治疗巾 1 块、干棉球若干、干纱布 2 块、长棉签 2 根,以上用物双层包布打包集中消毒后备用。②其他:一次性医用中单 1 张、消毒用卵圆钳 2 把、碘附或新洁尔灭棉球若干、安尔碘 1 瓶、一次性橡胶手套 1 副、急救药品。

【实训内容】

1. 协助医生对患者进行常规外阴、阴道消毒。
2. 打开手术包,戴无菌手套,协助医生铺无菌洞巾、按序摆放手术器械。
3. 常规行双合诊检查,核实子宫大小、位置及附件情况。
4. 放置窥阴器,暴露阴道及宫颈,再次消毒阴道及宫颈,以棉签消毒宫颈管。
5. 宫颈钳夹持宫颈前唇,若宫颈过度前倾则钳夹后唇,术者左手持宫颈钳向外轻拉宫颈,使宫颈与宫体之间角度减小,右手持子宫探针顺子宫腔方向伸入子宫腔探达宫底,测量子宫长度并轻轻探查节育器的位置。
6. 将取环钩呈水平位送达子宫腔底部节育器所在的位置,旋转 90°,勾住节育器的下缘轻轻将其拉出(图 2-15-1)。
7. 有尾丝的节育器,用血管钳牵拉尾丝将其取出,如尾丝拉断,则可用取环钩或取环钳取出(图 2-15-2)。
8. 将所取出的节育器示于受术者。
9. 取下宫颈钳,注意观察宫颈钳夹处有无出血,消毒宫颈后取出窥阴器。
10. 协助受术者穿裤、下床,告知所放节育器的有效期,并嘱术后注意事项。

11. 整理用物,做好手术记录。

(备注:以上操作步骤中 3～9 由医生完成,护士需予以配合)

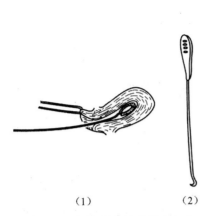

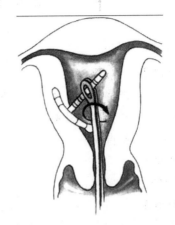

(1)　　　　(2)

图 2-15-1　环形宫内节育器取出术　　图 2-15-2　取环钳取出宫内节育器

(1)钩取节育环;(2)取环钩

【注意事项】

1. 严格无菌操作。

2. 嘱患者术后保持外阴清洁、干燥,如出现严重腹痛、发热、多量阴道出血或分泌物有异味时,及时就诊。

3. 术后休息 1 天,1 周内避免重体力劳动,禁止性生活及盆浴 2 周。

4. 指导避孕。

【练习题】

一、简答题

简述宫内节育器取出术术后注意事项。

【参考答案】

一、简答题

(1)嘱患者术后保持外阴清洁、干燥,如出现严重腹痛、发热、多量阴道出血或分泌物有异味时,及时就诊。

(2)术后休息 1 天,1 周内避免重体力劳动,禁止性生活及盆浴 2 周。

(苏晓敏)

十六、人工流产

——负压吸引术护理

【实训目的】

1. 了解人工流产负压吸引术的适应证、禁忌证及操作方法。

2. 掌握人工流产负压吸引术的并发症及处理。

3. 掌握术后宣教内容。

【实训时间】

护理、助产专业2学时。

【实训方式】

教师示教后,学生分2～4人一组,在教师指导下,进行人工流产负压吸引术的用物准备及操作,并记录手术经过。

【实训准备】

1. 操作者准备 衣帽着装整洁,对好照明灯光,一次性中单铺于床尾,准备负压装置,调至所需负压(一般常用负压为400～500mmHg)。注意屏风遮挡,保护患者隐私。

2. 患者准备 向患者解释此项操作的目的和意义,消除其紧张和疑虑,取得其配合。嘱患者排空膀胱、脱去一侧裤腿;协助患者上检查床,取膀胱截石位,臀部齐床边,两手放于身体两侧,嘱其放松。

3. 用物准备 ①吸宫包:洞巾1块、治疗巾1块、窥阴器1个、长镊子1把、宫颈钳1把、探针1根、宫颈扩张器1套、吸管5～8号各1根、卵圆钳1把、刮匙1把、橡皮管1根、弯盘1个、小药杯1个、纱布块2块、棉球若干、长棉签2根,以上用物双层包布打包集中消毒后备用。②其他:一次性医用中单1张、消毒用卵圆钳2把、碘附或新洁尔灭棉球若干、安尔碘1瓶、一次性橡胶手套1副、宫缩剂和急救药品。

【实训内容】

1. 协助医生对患者进行常规外阴、阴道消毒。

2. 打开手术包,戴无菌手套,协助医生铺无菌洞巾、按序摆放手术器械。

3. 常规行双合诊检查,核实子宫大小、位置及附件情况。

4. 放置窥阴器,暴露阴道及宫颈,再次消毒阴道及宫颈,以棉签消毒宫颈管。

5. 宫颈钳夹持宫颈前唇,若子宫过度前倾则钳夹后唇,术者左手持宫颈钳向外轻拉宫颈,使宫颈与宫体之间角度减小,右手持子宫探针顺子宫腔方向伸入子宫腔探达宫底,测量子宫腔深度后取出探针。

6. 逐号轻轻扩张子宫颈内口,扩张程度以达到比准备使用的吸管大1/2～1号为宜。

7. 选择所需吸管,连接橡皮管及负压装置,初试负压。

8. 将吸引管轻轻放入宫底部再退出1.5～2cm,将吸引管的侧孔朝向宫腔前后壁,寻找胚胎,并开动负压吸引器,将吸引管自宫底下至子宫内口,上下移动至吸引管传出震动感,为胚胎、绒毛被吸入的标志。然后再吸引宫腔侧壁,当感觉宫腔缩小、宫壁粗糙、吸管上下移动受阻且出现少量血性泡沫而无出血时,表示已吸干净。

9. 当胚胎组织已被吸净,可折捏橡皮管解除负压,取出吸管。必要时再用小号刮匙清理宫腔一周。

10. 再探宫腔深度,取下宫颈钳,注意观察宫颈有无出血。

11. 干纱布擦拭阴道积血,再次消毒宫颈、阴道,取下窥阴器。

12. 协助医生将全部吸刮物清洗,并用纱布过滤,检查有无绒毛、胚胎及与孕周是否相符,肉眼观有异常者送病理检查。

13. 协助受术者穿好衣裤,送休息室观察,并嘱术后注意事项。

14. 清洗用物,包好手术包待消毒备用,做好手术记录。

(备注:①操作关键步骤见图 2-16-1 人工流产负压吸引术。②以上操作步骤中 3～11 由医生完成,护士需予以配合)

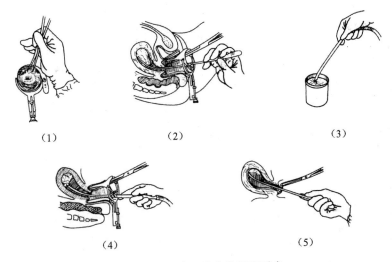

（1） （2） （3）

（4） （5）

图 2-16-1 人工流产负压吸引术

(1) 扩开阴道,暴露及消毒子宫颈后,用宫颈钳钳夹宫颈前唇;(2) 探针探测子宫腔深度,逐号扩张子宫颈至比选用的吸管大 1/2～1 号;(3) 将按孕周选择好的吸管连接吸引器并进行负压试验;(4) 吸管头伸入子宫底对准胚胎附着部位,负压吸引子宫内妊娠物;(5) 退出吸管后刮匙清理宫腔一周。

【注意事项】

1. 严格无菌操作。

2. 术后观察 2 小时,注意有无阴道大量流血及腹痛,确无异常方可离开。

3. 术后注意保持外阴清洁、干燥,术后 1 个月内禁止性生活及盆浴。

4. 如有腹痛、阴道流血多及流血持续超过 10 天应随时就诊。一个月后应复查一次。

5. 指导避孕。

【练习题】

一、单项选择题

1. 妊娠 8 周时终止妊娠常采用的方法是 （ ）

A. 钳刮术 B. 水囊引产术 C. 静滴催产素

D. 负压吸宫术 E. 羊膜腔注射依沙吖啶

2. 造成人工流产综合征的主要原因是 （ ）

A. 体位的变化   B. 轻度羊水栓塞   C. 迷走神经兴奋

D. 吸宫负压过大   E. 精神过度紧张

3. 下列哪项可行人工流产吸宫术   （   ）

A. 妊娠 14 周   B. 急性生殖道炎症   C. 孕 8 周有早孕反应

D. 心力衰竭   E. 体温 38℃

4. 妊娠 85 天，需终止妊娠，下列哪项是最常用的方法   （   ）

A. 水囊引产术   B. 负压吸宫术   C. 钳刮术

D. 催产素静滴   E. 天花粉肌肉注射

二、填空题

1. 人工流产的选择，妊娠 10 周以内行＿＿＿＿＿＿＿＿＿，11～14 周内行＿＿＿＿＿＿＿。

三、名词解释

人工流产综合征

四、简答题

1. 人工流产常见的并发症有哪些？

2. 人工流产术后应注意什么？

【参考答案】

一、单项选择题

1. D   2. C   3. C   4. C

二、填空题

1. 负压吸引术   钳刮术

三、名词解释

人工流产综合征：在人工流产手术中或术毕时，部分患者出现心动过缓、心律不齐、血压下降、面色苍白、头昏、胸闷、大汗淋漓，严重者甚至出现昏厥、抽搐等迷走神经兴奋症状。

四、简答题

1. 出血、子宫穿孔、人工流产综合征、漏吸或空吸、吸宫不全、感染、羊水栓塞。远期并发症：宫颈粘连、宫腔粘连、慢性盆腔炎、月经失调、继发不孕等。

2.（1）术后应留院观察 2 小时，注意阴道流血、腹痛等情况，确无异常方可离去。

（2）术后 1 个月内禁止盆浴及性生活，术后应给予预防感染及促宫缩治疗。

（3）如有腹痛、阴道流血多及流血持续超过 10 天应随时就诊。术后 1 个月应随访一次。

（4）指导避孕及落实避孕措施。

（苏晓敏）

十七、中孕引产护理

【实训目的】

1. 了解羊膜腔穿刺注射依沙吖啶引产术的适应证、禁忌证及操作方法。

2. 掌握羊膜腔穿刺注射依沙吖啶引产术的并发症及处理。

3. 掌握术后宣教内容。

【实训时间】

护理、助产专业 2 学时。

【实训方式】

教师示教后,学生分 2～4 人一组,在教师指导下,进行中期妊娠引产的用物准备及操作,并记录操作经过。

【实训准备】

1. 操作者准备　衣帽着装整洁,对好照明灯光,戴无菌手套,用 20ml 注射器抽吸依沙吖啶溶液(用注射用水先稀释)。注意屏风遮挡,保护患者隐私。

2. 患者准备　向患者解释此项操作的目的和意义,消除其紧张和疑虑,取得其配合;嘱患者排空膀胱、取平卧位,暴露腹部。

3. 用物准备　9 号带芯腰椎穿刺针、5ml 和 20ml 注射器各 1 支、洞巾 1 块、无齿小镊子 2 把、一次性橡皮手套 1 副、纱布块 2 块、胶布、碘附或新洁尔灭棉球、乳酸依沙吖啶 100mg、注射用水 10～20ml。

【实训内容】

1. 摸清宫底高度,选择子宫底下 2～3cm 中线或中线两侧囊性感最明显的部位作为穿刺点。

2. 以穿刺点为圆心向外消毒腹部皮肤。

3. 戴无菌手套,铺无菌洞巾。

4. 用带针芯的 9 号腰椎穿刺针从选择好的穿刺点垂直刺入,经过两次落空感而进入羊膜腔,拔出针芯后即有羊水溢出。

5. 将吸有乳酸依沙吖啶溶液的注射器与穿刺针相接,先回抽少许羊水证实针头确实在羊膜腔内,再将 50～100mg 药液缓慢推入,注完药液后回抽少量羊水再注入。

6. 插入针芯后迅速拔针,针眼处盖 2 块无菌纱布压迫片刻,胶布固定。

7. 清理用物,包好穿刺包。

8. 协助受术者穿好衣裤,扶其回病房,交代注意事项。

9. 做好手术记录。

(备注:以上操作步骤中 1～6 由医生完成,护士需予以配合)

【注意事项】

1. 严格无菌操作。

2. 拔针后注意针眼处压迫。

3. 术后注意观察宫缩发动情况及有无异常腹痛、发热、阴道流血等症状。

【练习题】

一、填空题

1. 药物引产术应严格执行_____,掌握药物_____。

2. 注药后,出现规律宫缩后,应进行严格监护,注意_____,观察_____,一般注药后_____小时,胎儿胎盘可排出。

二、简答题

简述依沙吖啶注药后的注意事项。

【参考答案】

一、填空题

1. 无菌操作规程　剂量

2. 宫缩的频率与强度　产程进展情况　24～48

二、简答题

(1) 注药后24～48小时,体温可上升,低于38℃者不需处理。

(2) 胎儿胎盘多在用药48小时左右排出,如72小时后仍无宫缩者,应改作其他方法。

(3) 胎儿及胎盘娩出后,应仔细检查是否完整,必要时给宫缩剂或清宫。

(4) 产后应按常规检查子宫、阴道有无裂伤,及时予以缝合。

(苏晓敏)

十八、输卵管结扎术护理

【实训目的】
1. 了解输卵管结扎术的适应证、禁忌证及操作方法。
2. 掌握输卵管结扎术的并发症及处理。
3. 掌握输卵管结扎术中医护配合要点。
4. 掌握术后宣教内容。

【实训时间】
护理、助产专业2学时。

【实训方式】
教师示教后,学生分2~4人一组,在教师指导下,进行输卵管结扎术的用物准备及操作,并记录手术经过。

【实训准备】
1. 操作者准备 按手术人员的要求着装、洗手、戴无菌手套。一般洁净手术室,温湿度适宜,对好照明灯光。

2. 患者准备 向受术者解释手术的目的、意义及可能存在的风险,消除其思想顾虑,取得其配合。备皮,排空膀胱,行普鲁卡因皮试。

3. 用物准备 ①手术包:手术刀柄、血管钳、蚊式钳、皮肤小拉钩、持针器、输卵管吊钩/无齿卵圆钳/指板、组织钳、组织剪、线剪、有齿小镊子、无齿长镊子、布巾钳、弯盘、消毒巾、手术衣、纱布块。②其他:刀片、缝针、丝线、1%普鲁卡因、10ml注射器、5ml注射器、针头、一次性橡胶手套。

【实训内容】
1. 协助受术者麻醉后取仰卧头低臀高位或平卧位,充分暴露腹部及大腿。
2. 双人核对清点手术器械、纱布、缝针及线等物品。
3. 协助医生完成腹部皮肤消毒及铺巾。
4. 根据受术者情况选择切口部位,逐层切开腹壁各层达腹腔。有下腹正中直切口和横切口两种。直切口:非孕期或人工流产后的正中直切口自耻骨联合上约3cm处为起点,切口长2~3cm,产后则在宫底下方3cm处纵向切开,逐层进入腹腔。横切口:在耻骨联合上3cm或宫底下3cm,以腹白线为中点向两侧延长2~3cm。
5. 取出输卵管

指板取管法:食指垂直进入盆腔,推开子宫前方的大网膜和肠管,沿子宫底滑向子宫角部后方,触及输卵管峡部时,在手指引导下插入指板,板与指尖靠拢,夹住输卵管峡部,并向壶腹部移动,沿切口方向提出输卵管,并用两把鼠齿钳夹住输卵管。

吊钩取管法:将吊钩钩面朝上送入盆腔,钩背紧贴子宫前壁,沿子宫膀胱陷凹、子宫体、子宫底部,滑向子宫后壁,再移到一侧子宫角的后方,略向外旋转30度,钩住输卵管壶腹部后,缓缓向切口处提出,用无齿镊子夹住输卵管。

卵圆钳取管法:将弯头无齿卵圆钳闭合送入腹腔,沿膀胱子宫陷凹滑过子宫体前壁至子宫角处,分开卵圆钳两叶,斜向输卵管,夹住输卵管壶腹部,轻轻向切口处退出卵圆钳,取出输卵管;或以手引导,用卵圆钳轻夹出输卵管;见到伞部,确认无误。

指夹取管法:与卵圆钳取管法相似,将食、中指送入腹腔,沿膀胱子宫陷凹滑过子宫体前壁至子宫角处;分开食、中两指,斜向输卵管,夹住输卵管壶腹部,轻轻取出,或以手引导,用卵圆钳轻夹出输卵管;见到伞部,确认无误。

6. 结扎输卵管(抽芯近端包埋法)(图 2-18-1)   用两把组织钳在输卵管峡部无血管处相距 2.5cm,分别横行夹住;在浆膜下注射 1‰普鲁卡因 2ml,使输卵管与浆膜分离;纵行切开浆膜,分离挑起输卵管,用蚊式钳夹住其两端,剪除两钳间输卵管,长约 1.5cm;两端用 4 号丝线结扎,1 号丝线连续缝合浆膜层,近端包埋于浆膜内,远端暴露于浆膜外;检查无出血后,将输卵管送回腹腔。同法处理对侧输卵管。

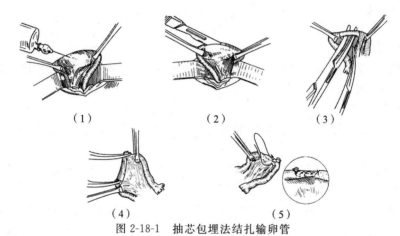

(1)   (2)   (3)

(4)   (5)

图 2-18-1   抽芯包埋法结扎输卵管

(1)输卵管浆膜下注射生理盐水或普鲁卡因;(2)切开浆膜层;(3)剥出输卵管;(4)剪除约 2.5cm 长输卵管;(5)分别结扎两断端,并包埋输卵管近端,缝合浆膜层,输卵管远端暴露在系膜外。

7. 医生检查腹腔有无出血,器械护士清点器械、敷料齐全后,医生逐层缝合关闭腹腔。

8. 无菌纱布覆盖切口,用胶布固定。

9. 协助受术者穿衣裤,嘱受术者术后注意事项,送回病房。

10. 整理手术台,清洗用物。

11. 做好手术记录。

(备注:以上操作步骤中 4~6、8 由医生完成,器械护士需予以配合)

【注意事项】

1. 严格无菌操作。

2. 按操作规范传递器械,动作轻柔。

3. 关腹前认真清点手术器械、纱布、缝针等,确认数量无误方可关腹,避免物品遗漏在患者体内。

【练习题】

一、单项选择题

1. 输卵管结扎术关腹前不需清点的是   (   )

A. 纱布   B. 血管钳   C. 缝针

D. 人员   E. 药物

二、简答题

输卵管结扎术有哪些并发症?

【参考答案】

一、单项选择题

1. D

二、简答题

腹腔内积血或血肿;感染;膀胱、肠管损伤;输卵管复通致再孕。

(苏晓敏)

参考文献

1. 罗琼,王娅莉.妇产科护理学.2版.北京：高等教育出版社,2015.

2. 王立新,孙婷婷,薄海欣.妇产科护理技能实训.北京：科学出版社,2014.

3. 谢幸,苟文丽.妇产科学.8版.北京：人民卫生出版社,2013.

4. 赵风霞.妇产科护理学实训指导.北京：人民军医出版社,2008.

5. 赵风霞.助产技术.杭州：浙江大学出版社,2013.

图书在版编目(CIP)数据

妇产科护理实训指导/赵风霞,徐小萍主编. —杭州:浙江大学出版社,2016.8(2019.1重印)

ISBN 978-7-308-15883-1

Ⅰ. ①妇… Ⅱ. ①赵… ②徐… Ⅲ. ①妇产科学—护理学—高等学校—教学参考资料 Ⅳ. ①R473.71

中国版本图书馆 CIP 数据核字(2016)第 108641 号

妇产科护理实训指导

赵风霞　徐小萍　主编

丛书策划	何　瑜(wsheyu@163.com)
责任编辑	何　瑜
责任校对	余健波
封面设计	春天书装
出版发行	浙江大学出版社
	(杭州市天目山路 148 号　邮政编码 310007)
	(网址:http://www.zjupress.com)
排　　版	杭州林智广告有限公司
印　　刷	临安市曙光印务有限公司
开　　本	787mm×1092mm　1/16
印　　张	9.5
字　　数	237 千
版 印 次	2016 年 8 月第 1 版　2019 年 1 月第 2 次印刷
书　　号	ISBN 978-7-308-15883-1
定　　价	26.00 元

浙江大学出版社
ZHEJIANG UNIVERSITY PRESS

互联网+教育+出版

教育信息化趋势下，课堂教学的创新催生教材的创新，互联网+教育的融合创新，教材呈现全新的表现形式——教材即课堂。

立方书

 轻松备课   分享资源   发送通知   作业评测   互动讨论

"一本书"带走"一个课堂"　教学改革从"扫一扫"开始

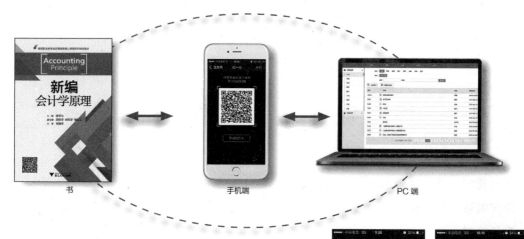

书　　　　　　　　　手机端　　　　　　　　PC端

打造中国大学课堂新模式

【创新的教学体验】

开课教师可免费申请"立方书"开课，利用本书配套的资源及自己上传的资源进行教学。

【方便的班级管理】

教师可以轻松创建、管理自己的课堂，后台控制简便，可视化操作，一体化管理。

【完善的教学功能】

课程模块、资源内容随心排列，备课、开课，管理学生、发送通知、分享资源、布置和批改作业、组织讨论答疑、开展教学互动。

扫一扫 下载APP

教师开课流程

➡ 在APP内扫描封面二维码，申请资源

➡ 开通教师权限，登录网站

➡ 创建课堂，生成课堂二维码

➡ 学生扫码加入课堂，轻松上课

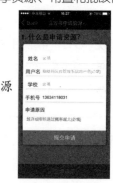

网站地址：www.lifangshu.com

技术支持：lifangshu2015@126.com；电话：0571-88273329